How to read & interpret Dental X-rays

X線写真クイズ

~1枚のデンタルから何を読み取るか?~

鷹岡 竜一 著

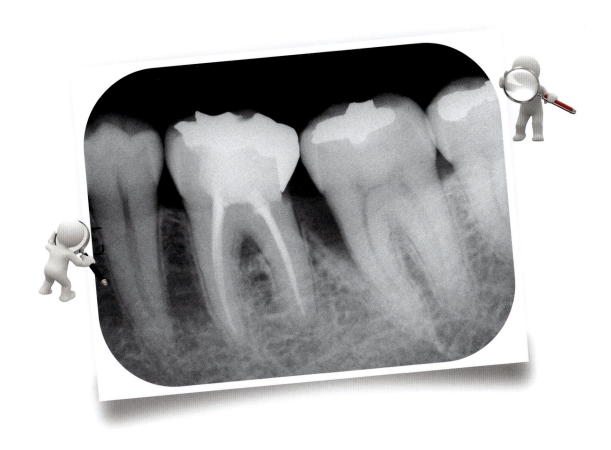

This book is originally published in Japanese
under the title of:

Ekkususen-Shashin Kuizu
（The Dental X-rays Quiz ─How to read & interpret Dental X-rays─）

Takaoka, Ryuichi
   Takaoka Dental Clinic

© 2019 1st ed.

ISHIYAKU PUBLISHERS, INC.
  7-10, Honkomagome 1 chome, Bunkyo-ku,
  Tokyo 113-8612, Japan

序

　本書の源泉は，2013年1月号より月刊『デンタルハイジーン』で始まった「THE X線写真クイズ」という連載です．かつて筆者の講演で，「X線クイズ」と銘打って"1枚のX線写真から何が読み取れるか？"という受講者参加型のコーナーを設けていました．たまたま講演を聴きに来ていた医歯薬出版の編集者から，「ぜひ誌面化を相談したい」との申し入れがあったのですが，当初は講演だからこそできるもの，と疑心暗鬼でした．

　連載では，1ページ目に「クイズ」として，1枚のX線写真を大きく掲載し，ここからどんな情報が読み取れるかを読者によく考えてもらったうえで，2～3ページ目に見開きで，「X線写真の読み方のポイント」と，クイズの解答として「治療経過，術後経過，月ごとの着眼点」を解説するという，これまであまり見られなかった手法を試みました．

　クイズ形式ということで，読みやすさ・見やすさを心掛けるとともに，自らの素性を伏せ，「覆面ライターR.T」と称して執筆，さらなる読者の興味を引きつける作戦に打ってでました．知人には"素性バレバレ"との批判を浴びましたが，今までにないスタイルである物珍しさからか，コラムのような文章への親近感からか，読者からの評判は上々だという噂と編集者との心地よいやりとりもあり，連載は実に2年間，24回に及びました．

　「慢性疾患である歯科疾患」への対応では，術者はまず，患者さんがどんな人でどんな治療を望んでいるのかを把握し（＝人をみる），口腔内全体をよくみて，「難しい症例」なのか「やさしい症例」なのかを判断します（＝口をみる）．ここまでくれば，あとは「一歯単位」のカリエスやエンド，骨欠損や根分岐部病変などをみて，「治せる病態」なのかどうかを判断し（＝歯をみる），これら3つの要素を統合して，患者さんへ治療計画を提示することになります．一方で，本連載は"1枚のX線写真"からの展開を試みており，局所的な視点に傾きすぎてはいないか，とたびたび不安に駆られました．しかし，1枚の臨床記録がもつ豊富な情報量，さらにそれが経時的に積み重ねられたときに実感する臨床観察の意味を多くの読者に知っていただきたいと思い，書籍としてまとめるにあたり「覆面ライター」の肩書きを返上し，素顔を晒して責任の所在を明らかにすべきと決断しました．

　本書の上梓にあたり，卒直後から現在まで，医療者としての見識をご教授いただいている宮地建夫先生，X線写真へのこだわりから診断・基本技術に至るまで，歯科医師としての礎を築いていただいた千葉英史先生，子どもの予防から在宅診療まで，患者さんとの関わり方を身をもって教えてくださる須貝昭弘先生，細やかな心遣いで日々の臨床記録の整備・管理から診療のサポートまでしてくれている当院スタッフに，心より感謝の意を表します．

2019年初夏　　鷹岡 竜一

How to read & interpret Dental X-rays

X線写真クイズ

～1枚のデンタルから何を読み取るか?～

CONTENTS

序 …… iii

クイズ編

はじめに "質の高い"X線写真とは …… 2

Q1 モノクロームワールドへの招待 …… 3

Q2 力んじゃダメ! …… 7

Q3 ポケットの秘密 …… 15

Q4 続・ポケットの秘密 …… 19

Q5 合併の裏側・1 …… 23

Q6 合併の裏側・2 …… 27

Q7 もう1つのポケットの秘密 …… 31

Q8 Wall Story ～ Chapter 1 …… 35

Q9 Wall Story ～ Chapter 2 …… 39

Q10 Wall Story ～ Chapter 3 …… 43

Q11 Wall Story ～ Chapter 4 …… 47

Q12 Wall Story ～ Chapter 4.2 …… 51

Q13 Wall Story ～ Chapter 5（上級編） …… 55

Q14 段差につまずかないで! …… 59

Q15 分かれの予感 第1章 ～Ⅱ度と進まない? …… 63

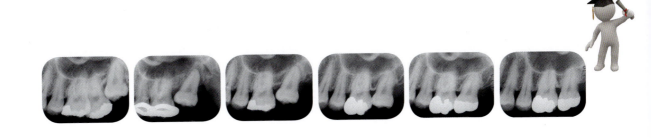

Q16 分かれの予感 第2章 〜分かれぬ理由1 …… 67
Q17 分かれの予感 第3章 〜分かれぬ理由2 …… 71
Q18 分かれの予感 第4章 〜分かれのとき1 …… 75
Q19 分かれの予感 第4章 〜分かれのとき2 …… 79
Q20 分かれの予感 第4章 〜分かれのとき3 …… 83
Q21 分かれの予感 第5章 〜分かれ話は最後に …… 87
Q22 分かれの予感 第6章 〜もう1つの分かれぬ理由 …… 91
Q23 七か八か（しちかばちか）〜その1 …… 95
Q24 七か八か（しちかばちか）〜その2 …… 99
Q25 罪と罰 〜その1 …… 103
Q26 罪と罰 〜その2 …… 107
Q27 遠い夜明け …… 111

概論編

1 クオリティの高いX線写真の必要性 …… 118
2 時は語る …… 128
3 骨のリスクを読む …… 147

COLUMN

1 正常と異常 …… 12
2 "アナログ派" のつ・ぶ・や・き …… 115
3 規格性のハードル …… 126
4 変化するX線画像 …… 140

CONTENTS

Tips!

1　慢性疾患の特徴　……　6

2-①　慢性疾患への対応　……　10

2-②　患者の個別性 ～「個体差」と「個人差」～　……　11

2-③　力の問題とは　……　11

3　セメント質異形成症　……　18

4　エンド - ペリオ病変の分類　……　22

5　エンド - ペリオ病変Ⅲ型（複合型）の様相　……　26

6　その人にとって磨きやすい形態とは？　……　30

7　エンド？　ペリオ？　歯根破折？　……　34

8　垂直性骨欠損の分類　……　38

9　垂直性骨欠損の実態　……　42

10　垂直性骨欠損への対応　……　46

11　歯が動かないときは…　……　50

12　自然移動の治療手順　……　54

14　喫煙者の歯周組織　……　62

15　根分岐部病変の分類 ～水平的評価～　……　66

16　根分岐部病変の分類 ～垂直的評価～　……　70

17　樋状根への補綴　……　74

18　下顎根分岐部病変のパターン　……　78

19　分割歯の補綴処置　……　82

20　歯根分割・分割抜根のパターン　……　86

21　分割する前に補綴精度を！　……　90

22　歯根分割後の様相 ～谷型は分割？ 非分割？～　……　94

23　MTM は創意工夫　……　98

24　下顎第二大臼歯の遠心骨欠損は治りやすい　……　102

25　一次固定と二次固定　……　106

26　二次固定が最適な症例とは ～少数歯残存症例と二次固定～　……　110

27　炎症のコントロールと歯の移動　……　114

索　引　……　158

あとがき　……　160

X線写真クイズ
1枚のデンタルから何を読み取るか？

How to read & interpret Dental X-rays

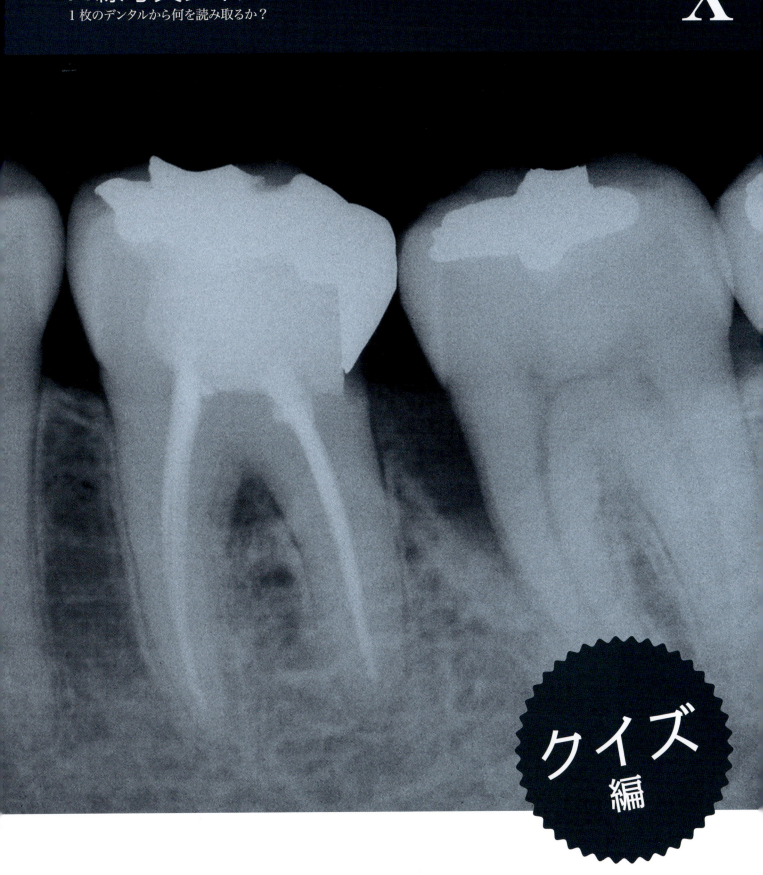

クイズ編

"質の高い" X線写真とは

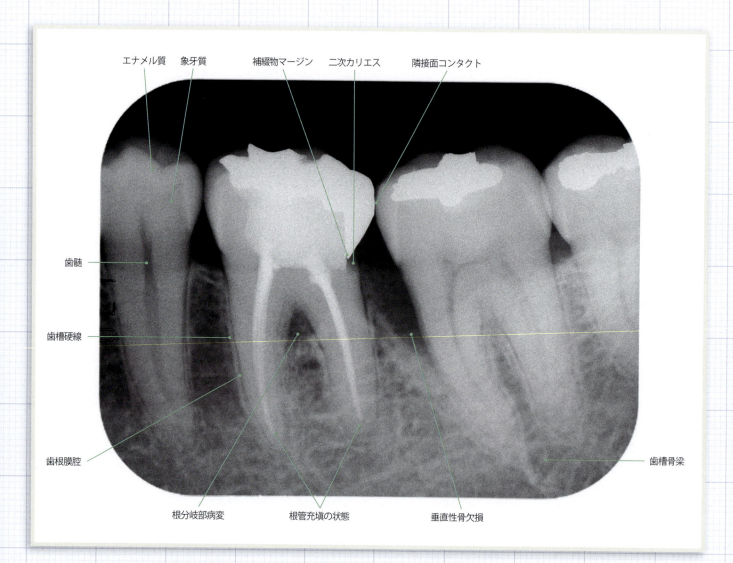

エナメル質　象牙質　補綴物マージン　二次カリエス　隣接面コンタクト

歯髄

歯槽硬線

歯根膜腔

歯槽骨梁

根分岐部病変　根管充填の状態　垂直性骨欠損

見えるものを確認しよう

歯周治療では歯槽骨の吸収状態や歯槽硬線の有無，歯根膜腔の幅，歯槽骨梁の状況を観察できるX線写真が必要になります．

Quiz 1

新たなる挑戦状を受けたまえ！

モノクロームワールドへの招待

　皆さんはブラッシング指導やSRPを行うときにX線写真を見ていますか？　口腔内を見たり，プロービング値を計測するだけでは，歯肉縁下の複雑な歯根の形態や骨欠損の状況を把握するのは困難です．そこに，「X線写真」というツールが加わることによって，はじめて三次元的にイメージすることができます．

　X線写真を見ることなくSRPを行うと，付着を破壊したり歯根を削りすぎてしまったり，治る可能性のある骨欠損を台無しにしてしまう危険すらあります．

　このように，**とても大切な情報源をより質の高いレベルに維持することは，歯周治療を行ううえで医院システムの根幹を成す**といってよいでしょう．

　では，質の高いX線写真とはどんな写真でしょうか？　以下のX線写真を元にディスカッションしてみましょう！

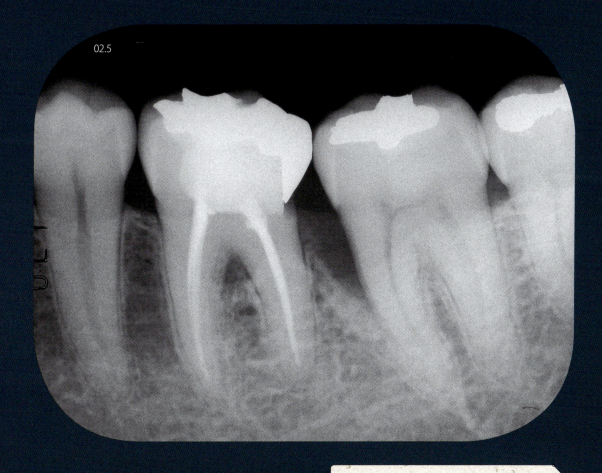

Profile
男性　会社員　非喫煙　全身疾患なし
主訴：クリーニング

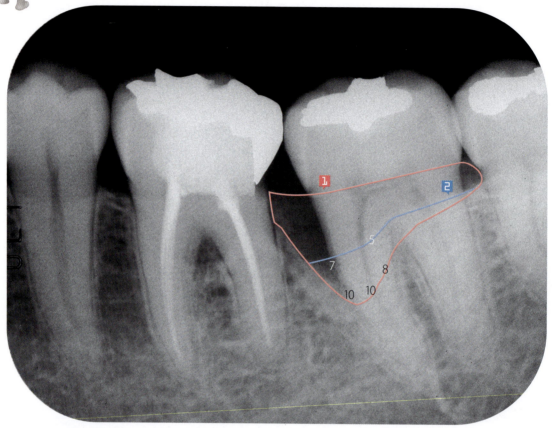

X線写真を観察してみよう！

1 赤いラインは頬側の骨形態のイメージ．薄い骨壁が一層残っていますが，最深部では10mmの歯周ポケットがあり，深い垂直性骨欠損が確認できます．

2 青いラインは舌側の骨形態のイメージで，近心の垂直性骨欠損はポケット底付近が3壁性骨欠損で，骨欠損の上部は舌側に骨壁のない2壁性骨欠損と想像できます．

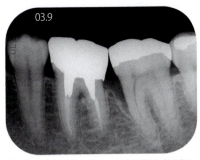
❶ 7⏌は咬合調整，SRP，歯周外科治療を行った後，補綴処置を行った．3壁性骨欠損部にやや改善はみられるが，歯周ポケットは残存している（2003.9）

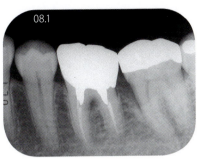
❷ 急性炎症を起こし腫脹，再度の歯周外科治療を行うことに……．歯槽硬線が不鮮明になっている（2008.1）

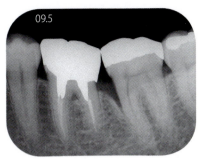
❸ 歯周ポケットはメインテナンス時に洗浄．X線写真でみる歯周組織は安定傾向にある（2009.5）

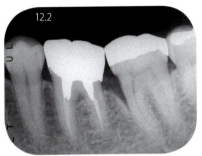
❹ 初診から約10年経過．現在は安定している．6⏌の根分岐部病変も進行は抑えられているようである（2012.2）

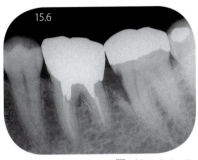
❺ 初診から約12年経過．7⏌近心にカリエス，再治療へ．ブラッシングは悪い（2015.6）

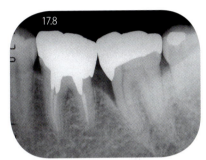
❻ 初診から約14年経過．7⏌近心には歯周ポケットあり．進行は抑えられている（2017.8）

　質の高いX線写真とは，第一は「診断ができるX線写真であること」です．これは，フィルムが正確に位置づけられ，X線が適切な照射方向から適切な照射量照射されていて，確実に現像処理が行われ，コントラスト・黒化度の高いX線写真をいいます．具体的には，エナメル質と象牙質の境界がきちんと観察できたり，歯槽硬線や歯槽骨梁の様子がわかり，プロービング値と照合することで骨形態の三次元像を想像できるようなX線写真です．

　第二に，「経時的に比較できる安定性を備えていること」です．慢性疾患の要素が強い歯周病では，術者の診断・治療の正否は時間的な経過をみなければ判断できません．その意味で，X線写真は唯一の検証手段です．臨床でいえば，歯周治療を行って骨欠損が改善し安定してゆくまでに2〜3年はかかります．少なくとも，「術前」「術後」「経過」の3枚のX線写真がなければ，SRPなど歯周治療の効果はわかりません．

　いかがですか？　歯周治療に取り組む前に，診療室のシステムとして，"質の高い規格性のあるX線写真を得ること"が必要であることを理解していただけましたかな？
　それでは始めましょう．ようこそ，モノクロームワールドへ！

Point

- 歯周治療には質の高いX線写真が必要です．質の高いX線写真とは，第一に「診断できるX線写真であること」，第二に「経時的に比較できる安定性を備えていること」です．

- 規格性のあるX線写真を経時的に並べて，術者の診断の正否や治療効果の検証をしてみましょう．

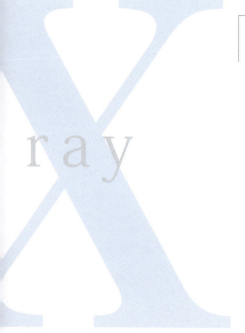

Tips! 1
慢性疾患の特徴

　慢性疾患には，下の図のような特徴があります．歯周病や欠損歯列といった歯科疾患も同じような特徴があります．**Q1**の症例は，術後に歯周ポケットを抱えたままメインテナンスを続けています．完全治癒がない慢性疾患では，「病気の進行を遅らせる」「できるだけ悪化させない」という治療概念の"転換"が必要です．

　「病気を抱えたまま経過を追う」──，急性疾患モードの教育を受けてきている若い医療者には，理解がしにくいかもしれません．

慢性疾患の特徴
- 病気は長期に永続的である
- ゆっくり不可逆的に進行する
- 初発が不明で，原因が複数かはっきりしない
- 後遺症や能力低下がある
- 完全治癒がない
- 患者の訓練参加が必要である

Quiz 2

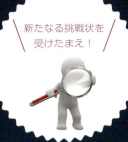

新たなる挑戦状を
受けたまえ！

カんじゃダメ!

　前問（**Q1**）では，「見えるX線写真」をテーマに，質の高いX線写真とその重要性を提示しました．いかがでしたか？　自分の診療室のX線写真と比較して足りない部分などあったら，レベルアップする方法など話し合ってみてはどうでしょう．X線写真を大きく映写して，皆で観察することもお勧めです．"**見えなかったところが見えてくる**"可能性があります．

　Q2からは，皆さんが日々遭遇しそうなX線像をお見せして，X線写真を読むトレーニングをしていきます．

　さて，下のX線写真を見てください．患者さんの主訴は，大昔に装着したブリッジの動揺と咬合痛です．5|の歯根周囲には，歯根を取り囲むような透過像が観察されます．この透過像の原因を，皆さんでディスカッションしてみましょう！　肩の力を抜いて，リラックスして観察しましょう（これヒントです）．

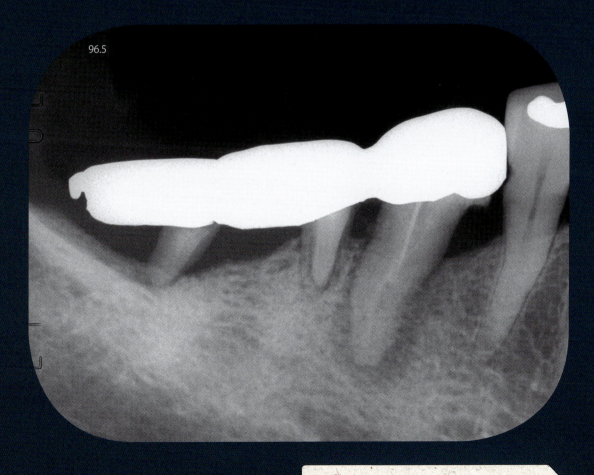

Profile
76歳　女性　無職　非喫煙　全身疾患なし
主訴：右下のブリッジの動揺，咬合痛

どんな
ディスカッションが
できたかな？

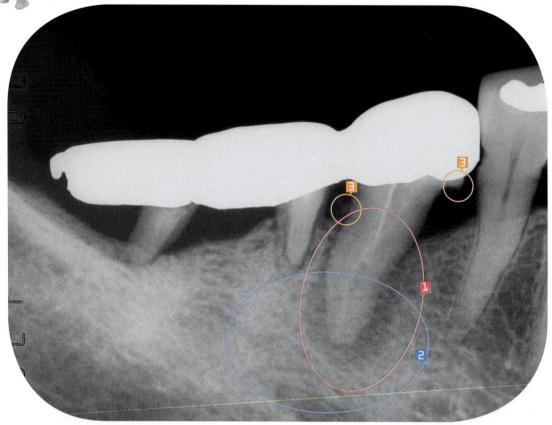

X線写真を観察してみよう！

1 5̲は歯根周囲を取り囲むように透過像が認められます．すでに歯根膜腔の拡大という範囲は超えているようにみえます．このような見え方をしている場合，当該歯は失活歯なので，根尖性歯周炎，歯根破折，咬合性外傷を疑います．
分割して残した貧弱な歯根（7̲6̲）を支台歯にしていますが，7̲の歯根はすでにホープレスで，5̲に大きな力がかかっているのがわかります．5̲は動揺もありそうですね．

2 5̲歯根周辺の歯槽骨梁の不透過性*が亢進しているのも気になります．炎症による亢進か，力による亢進か，治療をしながら考えましょう．

3 5̲の歯石も見逃さないでくださいね．

＊**歯槽骨梁の不透過性**：X線写真において，海綿骨部が全体的に白く霞みがかったように映る（不透過性に見える）こと．細菌による炎症や，力の影響，またその両方が関係していることが示唆されています[1]

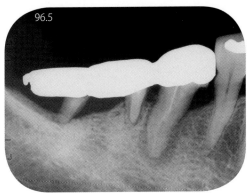
❶ 初診時．分割歯根との連結ブリッジはブリッジ全体が動揺し，咀嚼も不自由になっていた（1996.5）

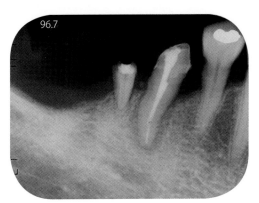
❷ 根管治療を行いながら力をかけない状況をつくり，動揺の状態・歯槽骨の状態を観察していく（1996.7）

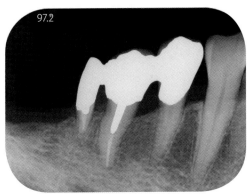
❸ 最終的には個々の歯の動揺がとりきれなかったので，$\overline{654|}$と連結固定した（1997.2）

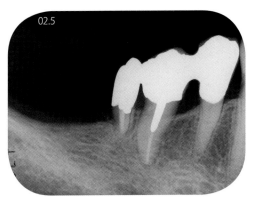
❹ 初診から6年後．根周囲の透過像は消失し，歯槽硬線，歯槽骨梁も大きく改善しており，80代の歯槽骨とは思えないほどである（2002.5）

　ブリッジを外すと$\overline{7|}$は脱落，$\overline{65|}$には動揺が認められました．$\overline{5|}$を診るときはプローブは欠かせません．局所的に深い歯周ポケットがあれば，歯根破折か，エンド由来（根管由来）の排膿路である可能性を考えます（❶）．本症例ではそのような所見はなかったので，咬合性外傷，もしくは根尖性歯周炎と咬合性外傷の合併という判断ができるでしょう．

　根管治療を行いながら力をかけない状態にしておきました（❷）．最終的には少し動揺が残ったので，$\overline{654|}$と連結固定しました（❸）．

　根管治療と力のコントロールを同時に行っているので原因は特定しにくいですが，術後の変化を見ると，咬合性外傷も大きな原因であったと思われます．歯槽硬線と歯槽骨梁の変化に注目！（❹）

参考文献
1）立和名靖彦．デンタルX線写真の撮り方・読み方．日歯医師会誌．**55**（6）：515-526．2002．

Point

- 歯根周囲を取り囲むような大きな透過像では，「根尖性歯周炎」「歯根破折」「咬合性外傷」を疑いましょう！

- その際，プロービングによる診査はとても大切で，局所的な深いプロービングデプスには要注意です！

Tips! 2-①
慢性疾患への対応

　「慢性疾患である歯科疾患」への対応では，術者はまず，患者さんがどんな人でどんな治療を望んでいるのかを把握し（＝人をみる），口腔内全体をよくみて，「難しい症例」なのか「やさしい症例」なのかを判断します（＝口をみる）．ここまでくれば，あとは「一歯単位」のカリエスやエンド，骨欠損や根分岐部病変などをみて，「治せる病態」なのかどうかを判断します（＝歯をみる）．

　これら3つの要素を統合して，患者さんへ治療計画を提示することになります．

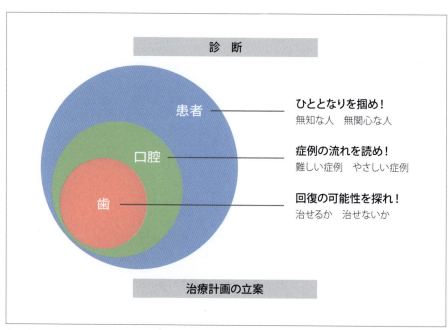

図　歯周病患者への対応基盤

Tips! 2-②
患者の個別性 ～「個体差」と「個人差」～

　歯科疾患は病態の経過が一人ひとり異なり，同じ治療法を選択しても同じ結果が得られるとは限らず，その多様性は，患者さん個々の歯肉，歯槽骨，歯といった"身体的特性の差"が影響しているといわれています．この個々の身体的特性の差を「個体差」とよんでいます．遺伝的背景や全身疾患なども含めた免疫力の問題，咬合力やブラキシズムの問題も，個体差の範疇に入るでしょう．

　また，患者さんの疾病への取り組み方や，治療法の選択という部分では，患者さんの性格，希望・要望，生活環境，健康観や価値観，口腔内への関心度などが大きく影響を及ぼします．これら心理社会的特性に由来する多様性を「個人差」とよびます．

Tips! 2-③
力の問題とは

　力の問題については，文献的には1980年代後半～1990年代前半にかけ「ブラキシズム」にスポットが当てられ，その破壊的事象が報告されています．1990年代後半からは「力の問題」と称され，現在は治療法も含め，総括の方向にあるようです．

　力の問題を3つの側面から考えてみます．第一に，1歯単位の「歯の移動」による咬頭干渉・早期接触の問題があります．ここでは，基本的な技術を身につければ解決に導ける可能性があります．第二に，「下顎位のずれ」という問題があり，歯周病が進行し，多くの歯が移動・欠損してしまった症例では，診査・診断・治療に膨大な時間がかかります．第三に，「ブラキシズム」の問題があり，私たちが患者さんの生活背景まで考えなければならない，介入しづらい部分です．

　臨床ではこの3つの側面が，相互に複雑に関わり合っているということを忘れてはなりません．

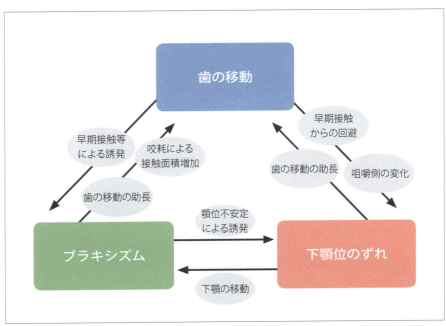

図　力の問題とは　　　　　　　　　　　　　　　　　　（千葉県開業・千葉英史先生の原案を改変）

COLUMN 1

正常と異常

　歯周治療に取り組む歯科医師，歯科衛生士は，まずは"正常な歯周組織"のX線像を理解しておかなければなりません．下川は，正常な歯周組織のX線所見を，①歯根全体が歯槽骨内に植立されている，②鮮明な歯槽頂線と歯槽硬線が，直角的に連続して認められる，③鮮明な歯槽硬線と歯根膜腔が，薄く均等な幅で認められる，④鮮明かつ明瞭な歯槽骨梁が確認できる，⑤上顎では上顎洞底線が明確に認められると述べています[1]．今日来院した自分の担当患者のX線像と正常な歯周組織像を比較することによって，異常な所見を見逃さないトレーニングが必要です（図）．

　質の高いX線写真・正常な歯周組織像が頭にインプットされたら，歯周病のX線像では何を見るべきか整理しておきましょう．千葉は，歯周治療に必要なX線診査項目を表のようにまとめています[2]．しかし，経験のある歯科医師でもすべてを読み取るのは大変です．歯冠や歯根についてはある程度のX線写真でも観察することはできますが，歯槽硬線や歯槽骨梁といった歯周組織は，"質の高い"X線写真を備えなければ容易に観察することはできません．

参考文献
1) 下川公一. 診断にこだわる！！ ～診断としての機能を十分に満たすためのX線撮影～　なぜデジタル化した現代にアナログが必要か？　ザ・クインテッセンス. 24（1）: 110-115. 2005.
2) 千葉英史. X線診査. BASIC Periodontics1. 医歯薬出版, 1999, 28-37.

表　歯周治療にあたって，X線写真で見るべき項目

歯について

① 歯根の長さと形態
② 歯冠－歯根長比
③ 根近接の程度
④ 根分岐部の高さ（ルートトランクの長さ）
⑤ 修復物のマージンの状態
⑥ 根管治療歯の根管充塡の状態
⑦ 歯石付着の状態

歯周組織について

① 歯槽骨吸収の程度と型
② 歯槽硬線（骨頂部，歯根近遠心部）の有無と幅
③ 歯根膜腔の幅
④ 歯槽骨梁の状態
⑤ 根分岐部の状態
⑥ 根尖性歯周炎の有無

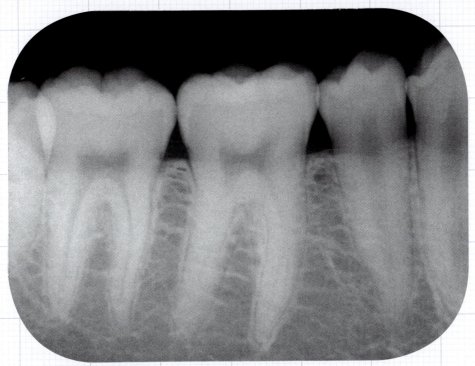

①正常な歯周組織の X 線写真
　正常な歯周組織における歯根膜腔・歯槽骨頂・歯槽硬線・歯槽骨梁の X 線像を理解しておく．言わずもがな，異常所見は正常像との比較から始まる

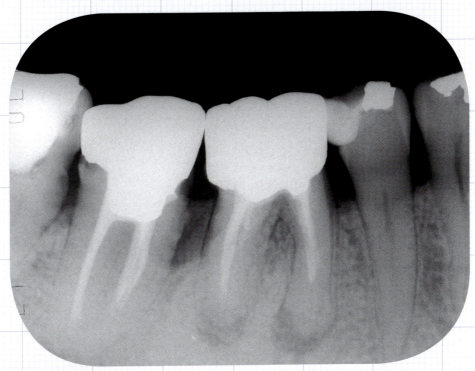

②病的な歯周組織の X 線写真
　50 代，女性．正常像と比較すると，7̅ の近心に大きな垂直性骨欠損が認められる．歯根膜腔の拡大が認められ，歯槽頂部歯槽硬線は消失している．歯槽骨梁は 7̅6̅ 部の海綿骨部が白く霞みがかったようにみえる．6̅ は根尖部も肥厚しており，強い力がかかっていることが想像できる．
　それぞれの意味するところは別として，まずは所見を並べてみよう

図　正常な歯周組織と病的な歯周組織を比較してみよう

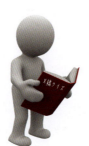

Quiz 3

新たなる挑戦状を
受けたまえ！

ポケットの秘密

　この患者さんの主訴は「6の咬合痛です．「6には根分岐部から遠心根周囲を取り囲む大きな透過像が認められます．また，遠心頬側部では局所的に根尖付近までプローブが入ってしまい，腫脹，排膿も認められます．
　ここで問題です．この部位はただちに SRP を行ってもよいでしょうか？
　「SRP はどこから始めますか？」 この質問に対し，多くの経験の浅い術者が，「歯周ポケットの深い部位から行います」と答えます．本当にそうでしょうか？　だとすれば，本症例の遠心部の歯周ポケットは，ただちに SRP を行うことになります．
　勘のいい方は，"本症例の深い歯周ポケットはただちに SRP を行ってはいけないのだな"とおわかりでしょう．
　では，その理由を考えてみましょう．「考える歯周治療」への招待状です．

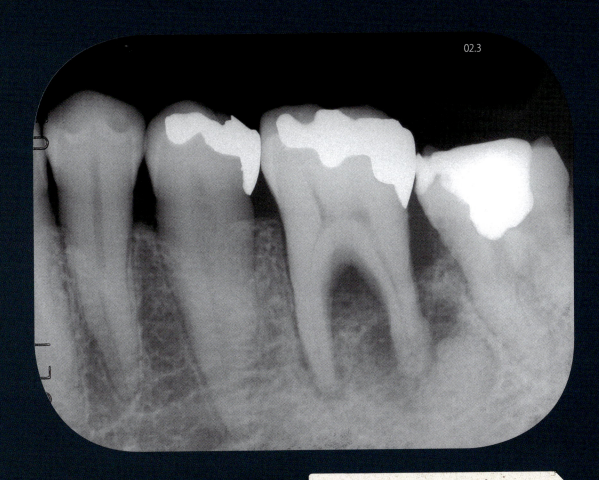

Profile
63歳　女性　主婦　非喫煙　全身疾患なし
主訴：左下（「6）が痛くて咬めない

どんな
ディスカッションが
できたかな？

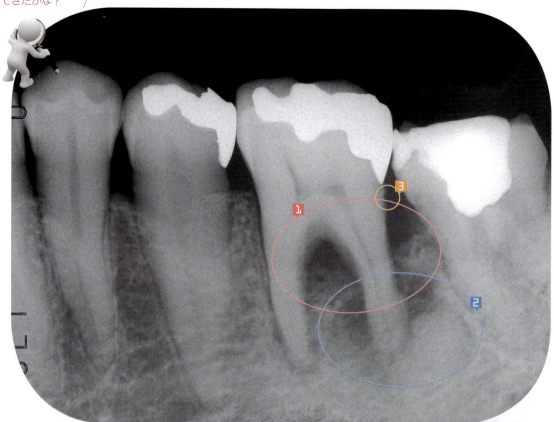

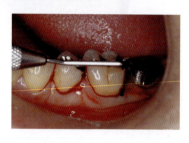

X線写真を観察してみよう！

1. ⌐6は根分岐部から遠心部にかけて，大きな透過像があります．これははたして，歯周病の進行によるものでしょうか？

2. 遠心根は根尖病変もあるようにみえ，歯根周囲を取り囲むようにX線透過像が認められます．有髄歯か，あるいは失活歯か，確認する必要がありそうですね．失活歯であれば，歯周病だけでなく，「根尖性歯周炎」「歯根破折」も候補になります．
遠心頬側部には局所的な深い歯周ポケットがあるので，歯周病よりも歯根破折の可能性が有力です．しかしもう1つ，「エンド（根尖病変）由来の排膿路＊」である可能性を忘れてはいけません．

3. ⌐6遠心部に歯石の沈着も認められます．

＊**エンド（根尖病変）由来の排膿路：** 根尖病変から歯根膜に沿って形成される排膿路のこと．臨床では歯周ポケットと間違えることがあり，注意が必要です

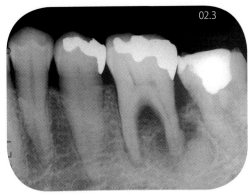

❶ 初診（2002.3）．6̲の遠心根周囲を取り囲むように大きな透過像が認められる．歯髄診査の結果，失活歯と診断

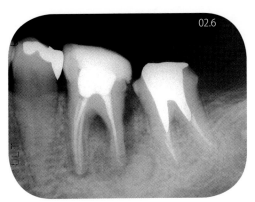

❷ 大きな透過像はエンド（根尖病変）が原因で，局所的な深い歯周ポケットは排膿路と推察．根管治療をすると短期間でプローブは挿入できなくなった（2002.6）

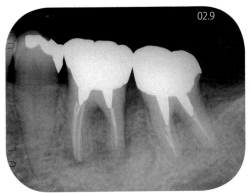

❸ 治療終了時（2002.9）．遠心根周囲の透過像は大きく改善している．6̲遠心根根尖付近の不透過性亢進部はセメント質異形成症（**Tips! 3** 参照）と思われる

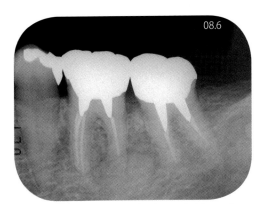

❹ 治療終了後約6年（2008.6）．経過は安定している

　6̲は歯髄診断を行うと失活歯でした．歯根周囲の大きな透過像と局所的に深い歯周ポケットがあるので，歯周病よりも歯根破折かエンド由来の排膿路を疑いました（❶）．肉眼では破折線は確認できなかったので，まず根管治療を優先しました（❷）．その間，歯根面は触らずに（SRPはせずに）根管治療を進めていくと，2週間程度でプローブは挿入できなくなり，X線像も大きく改善しました（❸，❹）．初診時のX線透過像は，エンド病変（根尖病変）が歯周組織に波及した結果ということになります（いわゆる「エンド-ペリオ病変」）．

　「エンド-ペリオ病変」とは，歯髄または歯周組織のどちらかの病変が他方の組織に拡大波及することによって形成され，X線写真では，根分岐部や根尖部から歯頸部にわたる大きな透過像がみられる状態をいいます．歯髄，歯周組織のどちらに原因があるかを精査して治療方針を決定しないと，保存できる歯をかえって悪い状況にしてしまいます．

Point

- SRPを"歯周ポケットの深い部位から行う"のはNGです！ 病態を正しく見極めてアプローチすることが大切です．

- 歯根周囲のX線透過像の原因がいわゆる「エンド-ペリオ病変」で，深い局所的な歯周ポケットが根尖病変由来の排膿路である場合，SRPを行うのは禁忌です！ SRPを行うことで，救える歯も保存が難しくなってしまう可能性があります．

Tips! 3
セメント質異形成症

「根尖性セメント質異形成症」(periapical cemental dysplasia) とは，根尖部に限局性のセメント質形成をみる病変です．発症原因は不明ですが，咬合機能に関連する軽度な慢性刺激，女性ホルモンの異常などが考えられています．主に更年期以降の女性にみられ，下顎前歯の根尖部に好発し，しばしば多発します．

X線写真所見では，初期には根尖性歯周炎に類似した透過像を示し，経時的に不透過性を増します．当該歯に臨床症状はなく，生活歯であることで，根尖性歯周組織疾患と鑑別できます．

（「歯科医学大辞典」，「常用歯科辞典 第4版」より）

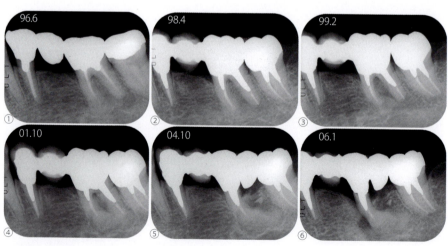

① 初診時（1996.6）58歳，女性．非喫煙
② ⑤⑥⑦ブリッジ装着
③ ブリッジ装着後10カ月．⑦近心根根尖に不透過像を確認
④ ブリッジ装着後，3年6カ月．近心根根尖の不透過像は大きく肥大し遠心根に及ぶ
⑤ ⑦の遠心根が破折し抜根後，ブリッジ再製．近心根根尖にさらに腫瘤状に肥大
⑥ ⑦の近心根も破折し抜歯に至る

Quiz 4

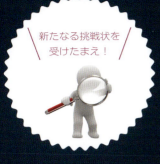

\新たなる挑戦状を受けたまえ！/

続・ポケットの秘密

　前問（**Q3**）で取り上げた「**エンド-ペリオ病変**」は，歯科医師，歯科衛生士にとってたいへん重要な知識です．特に「**エンド（根尖病変）**」が原因の場合，X線写真上の**大きな透過像やプロービング値にだまされてはいけません**．誤って歯根面にアクセスしSRPを行ってしまえば，歯根膜を剥ぎ取ってしまい，歯槽骨の回復を妨げてしまいます．

　今回の症例は，前医で根管治療中に通院中断した後，6⏌の歯肉腫脹と疼痛を主訴に来院した患者さんです．6⏌には大きな根分岐部病変のような透過像が認められます．根分岐部では垂直方向に根尖付近までプローブが挿入できます．しつこいようですが，「ただちにSRPを行ってもよい症例」でしょうか？

　失活歯であることはわかっていますので答えは簡単ですね．それじゃあ，クイズにならないって？　おっしゃるとおりです……．

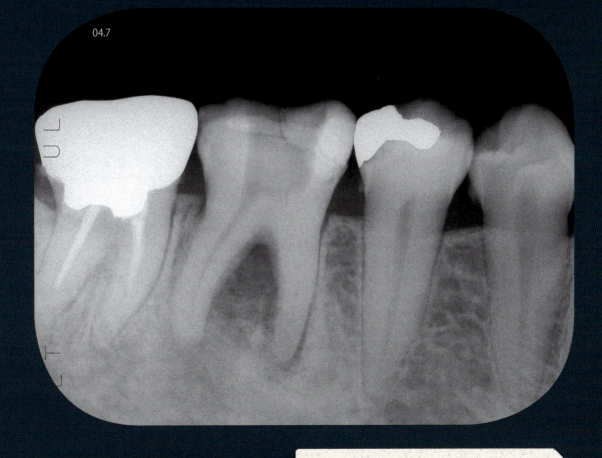

04.7

Profile
50歳　女性　塾講師　非喫煙　全身疾患なし
主訴：右下の歯肉が腫れて痛い

どんな
ディスカッションが
できたかな？

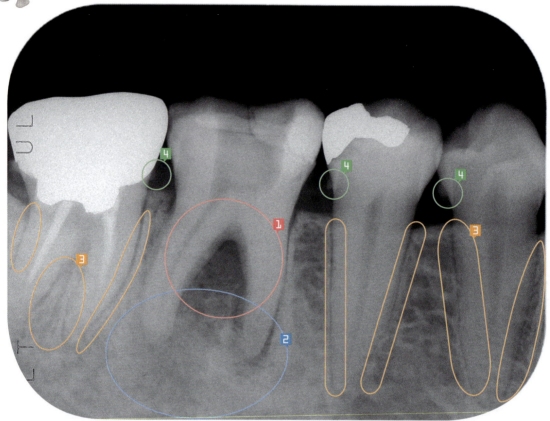

X線写真を観察してみよう！

1. 6̲ は根分岐部に大きな透過像があります．失活歯なのは明らかで，急性症状もあり，局所的な深いポケットもあるので，大きな透過像に惑わされず「エンド由来（根尖病変由来）」の可能性を考えておきましょう．

2. 根尖にも透過像が確認でき，周囲の歯槽骨梁は不透過性が亢進して白く緻密化しているようにみえます．

3. 臼歯部全歯の歯根膜腔が拡大しており，大きな力がかかっていることが想像できます．

4. 臼歯部には大きな歯石が沈着しています．

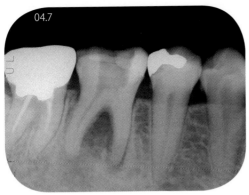
❶ 初診（2004.7）．6̲に大きな根分岐部病変のような透過像が認められる

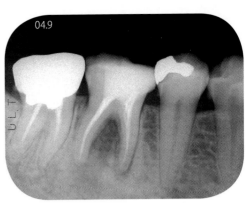
❷「失活歯」「急性症状」「局所的に深いポケット」から，大きな透過像は「エンド」が原因と推察．根管治療を行うとプローブは挿入できなくなった（2004.9）

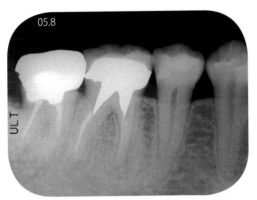
❸ 治療終了時（2005.8）．根分岐部の透過像は著しく改善している

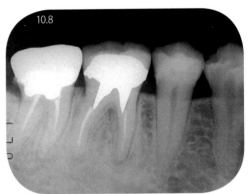
❹ 治療終了後5年（2010.8）．歯槽骨梁の不透過性が亢進し，臼歯部の歯根膜腔が拡大している．力に要注意！

　前問を解いていただいた方には簡単なクイズですね．6̲は失活歯で，局所的に深い歯周ポケットがあるので，歯周病ではなく「エンド由来の排膿路」です（❶〜❹）．歯周病由来の場合は，局所的な歯周ポケットではなく，幅のある歯周ポケットになるので鑑別診断は容易です．ただし，「エンド病変」と「ペリオ病変」が合併している場合には，歯の保存が困難になる場合があります．治療方針も前問と同様で，歯根面には触らずに根管治療を優先することになります．本症例も，根管治療を行うと短期間でプローブが挿入できなくなりました（❷）．

　予備知識ですが，千葉[1]は「エンド‐ペリオ病変」は，「エンドの問題」「ペリオの問題」単独で起こる病変ではなく，そこに「咬合性外傷」が加わって，根尖部から歯頸部にかけての大きな病変になるのではないかと述べ，治療に際しては咬合の問題をチェックし，荷重負担の軽減が必要としています．

参考文献
　1）千葉英史．エンド・ペリオ病変の鑑別診断．BASIC Periodontics 1．医歯薬出版，1999，56-59．

Point

- 失活歯で急性症状を伴い，局所的に深い歯周ポケットがある場合，大きな透過像は「エンド病変」が原因の可能性が高くなります．

- 「エンド」が原因の場合，歯周ポケットがあるからといって SRP を行ってしまうと，歯根膜を剥ぎ取り，歯槽骨の回復を阻んでしまいます．要注意です！

Tips! 4
エンド - ペリオ病変の分類

歯内 - 歯周病変（エンド - ペリオ病変）の分類には，Simon らの分類や Weine の分類が多く引用されていますが，その発症原因から分類すると以下の 3 つの型になります．

I 型（歯内病変由来型）
- X 線所見では進行した歯周炎の骨吸収像を示すが，歯髄の炎症，壊死が原因である場合．
- 歯髄は失活していて，歯内治療（根管治療）を行う．

II 型（歯周病変由来型）
- 歯周炎による重度の骨吸収が存在し，歯周ポケットを経由して副根管または根尖孔から歯髄が感染した場合．歯髄は生活歯の場合が多く，複根歯の場合，1 根のみ失活していることもある．

III 型（歯内 - 歯周病変複合型）
- 根尖性歯周炎による根尖周囲の骨吸収と歯周炎による骨吸収とが連絡し，合併した病変．
- 歯髄は失活している．

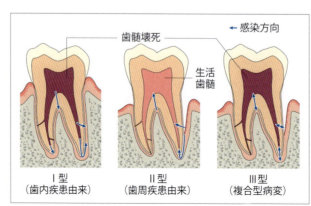

図 歯内 - 歯周病変の分類（Simon らの分類）

Quiz 5

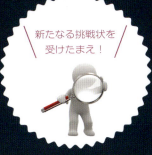

新たなる挑戦状を
受けたまえ！

合併の裏側・1

　エンド-ペリオ病変も大詰めです．復習ですが，**エンド-ペリオ病変**とは，X線写真上で**根分岐部や根尖から歯頸部にわたる大きな透過像がみられる状態**をいいます．「7の遠心部に注目しましょう．根尖から歯頸部にかけて，大きな透過像が確認できます．エンドが原因か，ペリオが原因か，両者が原因なのか――？
　タイトルをみれば一目瞭然ですね…．治療の手順を検討してみましょう．

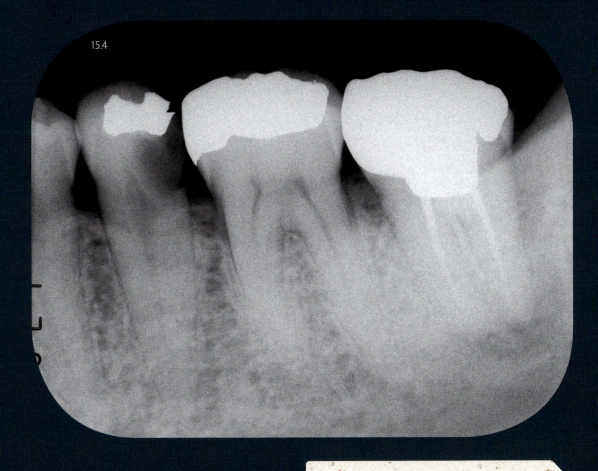

Profile
46歳　女性　会社員　非喫煙　全身疾患なし
主訴：咬めない

どんな
ディスカッションが
できたかな？

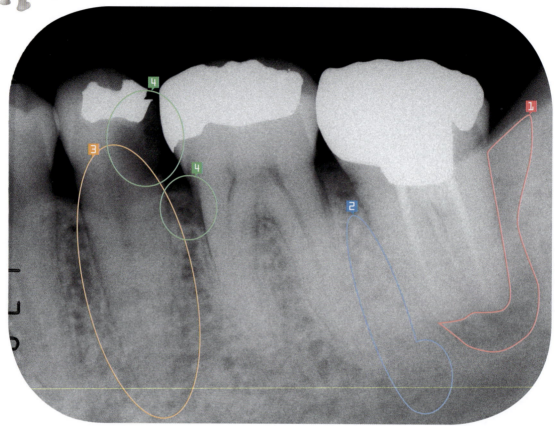

X線写真を観察してみよう！

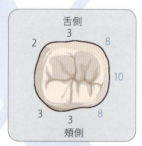

「7 のプロービング値

1. 「7 の根尖部から遠心歯頸部にかけて，大きな透過像が確認できます．エンド - ペリオ病変と考えてよいでしょう．繰り返しになりますが，下顎臼歯部という大きな力がかかる部分ですので，力のコントロールも必要でしょう．

2. 「7 の近心から根尖部にかけて，歯槽骨梁の X 線不透過像が亢進しています．炎症と力の影響からでしょうか．歯槽頂部歯槽硬線は撮影時の垂直的なズレからか確認しにくくなっています．

3. 周辺の歯の歯根膜腔の拡大はさほど強くなく，全体に大きな力がかかっているというより，歯冠補綴物の影響が強いかもしれません．

4. 隣接面からインレーの下部にわたり，大きなカリエスがあります．

Quiz 5

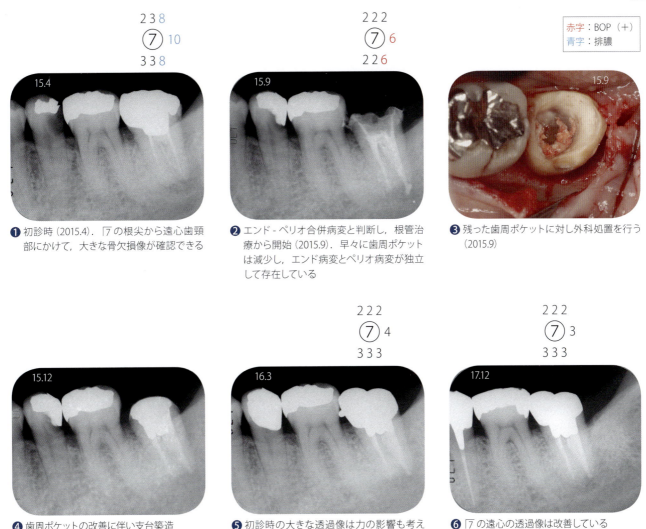

❶ 初診時（2015.4）．「7 の根尖から遠心歯頸部にかけて，大きな骨欠損像が確認できる

❷ エンド - ペリオ合併病変と判断し，根管治療から開始（2015.9）．早々に歯周ポケットは減少し，エンド病変とペリオ病変が独立して存在している

❸ 残った歯周ポケットに対し外科処置を行う（2015.9）

❹ 歯周ポケットの改善に伴い支台築造（2015.12）

❺ 初診時の大きな透過像は力の影響も考えられるので，最終補綴物は仮着（2016.3）

❻ 「7 の遠心の透過像は改善している（2017.12）

　初診時の X 線像と失活歯であること，幅のある深いプロービング値の状況からエンド - ペリオ合併病変（複合型）の可能性を考えます．複合型の場合，「歯内病変と歯周疾患の両方が独立して存在している場合」と，「歯内病変と歯周疾患の両方が交通している場合」があります．

　両方が独立している場合は，まず歯内治療（根管治療）を行い，歯周ポケットの変化を観察します．根管治療とともにプロービング値が減少し，歯周ポケットが残存すれば，その部分に対して歯周治療を行えばいいことになります．本症例も根管治療を優先し，残存した歯周ポケットに対して SRP，歯周外科で対応し，歯周組織の改善をはかりました．

Point

- エンド-ペリオ合併病変の場合,「歯内病変と歯周疾患の両方が独立して存在している場合」と,「歯内病変と歯周疾患の両方が交通している場合」があります.

- 「両方が独立して存在している場合」は歯内治療(根管治療)を優先し,残った歯周ポケットに対して歯周治療を行います.

この話は Q6 のヒントです!

Tips! 5
エンド-ペリオ病変Ⅲ型(複合型)の様相

　エンド-ペリオ病変Ⅲ型(歯内-歯周病変複合型)の場合,「歯内病変と歯周疾患の両方が独立して存在している場合」と「歯内病変と歯周疾患の両方が交通している場合」があります.まずは歯内治療を行い,歯周治療との併用が必要となります.ただし,後者の場合は抜歯の可能性もあります.

エンド-ペリオ病変Ⅲ型(歯内病変と歯周疾患が交通している症例)

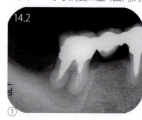 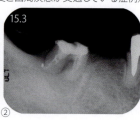 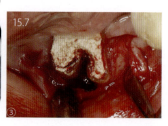

初診時(2014.2) 70歳,女性.主婦,非喫煙
① 初診時.主訴は6の腫脹.根尖と根分岐部を取り囲む大きな透過像がみられる
② 一度中断するが再治療.根管治療でX線透過像の改善は認められる
③ 排膿が止まらず外科処置へ.根分岐部の歯槽骨は吸収し交通している状態.保存は難しく,抜歯となった

Quiz 6

合併の裏側・2

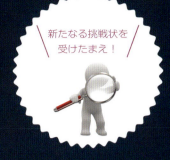

新たなる挑戦状を受けたまえ！

　慢性疾患である歯科疾患では，治療法の選択において**「患者さんの希望」**という**大きな壁**があります．術者の「この歯は残せない」という診断に対して，「なんとか残してほしい」という患者さんの要望が上回ることはよく耳にします．どこまで患者さんの希望に沿えるかはわかりませんが，その場合，治せない歯は歯周ポケットなどの病変を抱えたまま経過対応することになります．「治せない病気」「病気を抱えたまま経過観察」など，急性疾患モードの教育を受けてきた若い術者には意味不明なことかもしれません．

　ん？　語っちゃっているけど，呈示したＸ線写真と関係あるの？

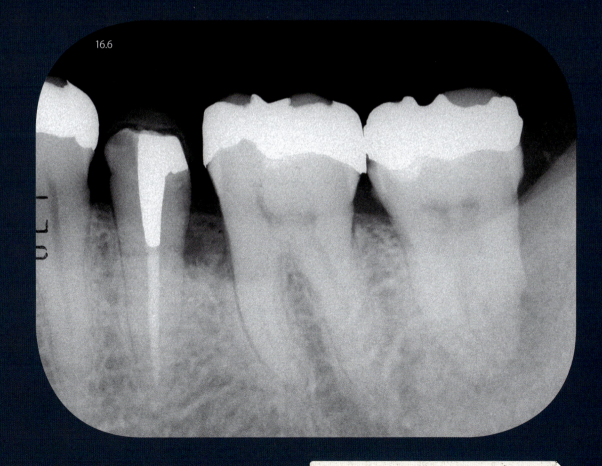

Profile
56歳　女性　事務員　非喫煙　全身疾患なし
主訴：奥歯が痛い

どんな
ディスカッションが
できたかな？

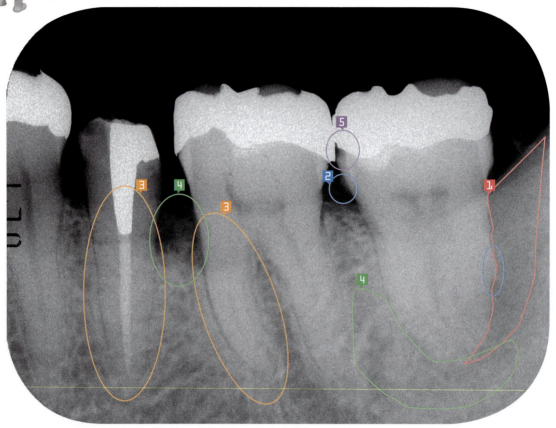

X線写真を観察してみよう！

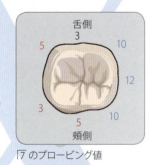

「7のプロービング値

1 「7の根尖部から遠心歯頸部にかけて大きな透過像が確認できます．根管治療の形跡がないので，まずは歯髄診断が必須です．結果は失活歯でした．遠心の歯周ポケットも深く，広く，エンド-ペリオ合併病変です．この方はブラキシズムがあるので，やはり当該歯には大きな力がかかっているようです．

2 「7の近心歯頸部付近に歯石が確認できます．よく見ると，遠心の歯根面にも大きな歯石のような像があります．歯周病の状況も厳しく，エンド病変とペリオ病変が交通しているようであれば，歯の保存が難しくなってきます．

3 「56の歯根膜腔は拡大しています．ブラキシズムの影響かもしれません．

4 歯槽頂部歯槽硬線が消失していたり，「7の根尖周囲は歯槽骨梁の不透過性が亢進しています．もっとも，臼歯部全体的に不透過性が亢進しているので，力の影響やヘビースモーカーであるご主人からの受動喫煙の影響もあるかもしれません．

5 「7近心の二次カリエスもお見逃しなく．

Quiz 6

| 赤字：BOP（＋）
青字：排膿
・：点状出血 | 5 3 10
⑦ 12
3 5 10 | 3 3 6
⑦ 12
2 2 5 | 3 3 4
⑦ 12
3 3 4　12 |

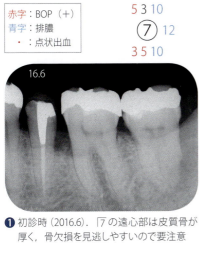

❶ 初診時（2016.6）．7｜ の遠心部は皮質骨が厚く，骨欠損を見逃しやすいので要注意

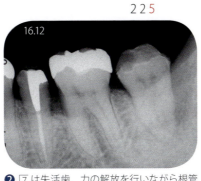

❷ 7｜ は失活歯，力の解放を行いながら根管治療へ移行（2016.12）

❸ 根管治療後も遠心部には幅のある深い歯周ポケットが残存．エンドとペリオが交通している合併病変と診断．SRP，歯周外科処置を行う（2017.5）

| | 3 2 3
⑦ 6
3 2 5 | 3 2 3
⑦ 6
3 2 4 |

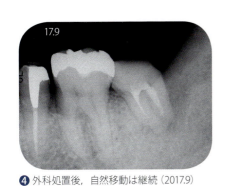

❹ 外科処置後，自然移動は継続（2017.9）

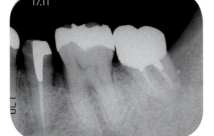

❺ 7｜ は 6｜ と近接しすぎたので，モジュールにて遠心へ移動後，補綴処置（2017.11）

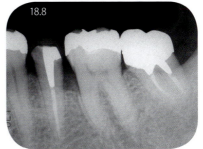

❻ 7｜ の遠心には深い歯周ポケットが残存したまま経過観察（2018.8）

Q5「合併の裏側・1」と同様，エンド‐ペリオ病変の分類Ⅲ型（複合型）です．この症例では，根管治療後にも深い歯周ポケットが残っていること，根管充塡剤（ビタペックス）の様子から歯内病変と歯周疾患の両方が交通していることから，保存が難しい状況と判断しました．

　患者さんの強い要望により，当該歯を保存することになり，根管治療，自然移動，SRP，歯周外科と治療を進めました．しかし，7｜ の遠心部には歯周ポケットが残存し，病気を抱えながらの補綴処置，経過観察を余儀なくされました．

　歯周ポケットが残る可能性と，その部位がメインテナンスのポイントになることを理解したうえでの対応になり，クイズ冒頭の文章と見事につながりました．

Point

- エンド - ペリオ合併病変において，歯内病変と歯周疾患の両方が交通してしまっている場合，歯の保存が難しく，抜歯という選択になることもあります．

- 上記のような歯を保存していく際には，歯周ポケットが残存する場合があるので，補綴が必要な歯であれば磨きやすい形態を付与して，メインテナンスしやすい状態にしておきましょう．

- 大きな X 線透過像の原因が「エンド病変」と「ペリオ病変」が合併したものの場合，抜歯になる可能性もあるので，安易に「残せます」と言ってはいけません．

- 患者さんの希望・要望を治療計画にどこまで組み込んでゆくのか，難しい問題です．

Tips! 6
その人にとって磨きやすい形態とは？

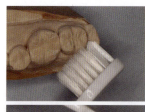
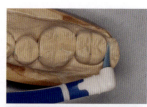
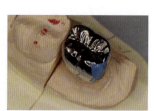
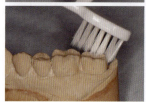
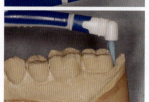
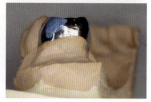

① ② ③

① そこに歯周ポケットが残るとわかっていれば，当初から磨きやすさの検討が必要
② ブラッシングの器具も換えて，顎模型上で当て方を検討してみる
③ 最終補綴物でも仮着して形態を検討し，必要があれば形態修正

Quiz 7

新たなる挑戦状を受けたまえ！

もう1つのポケットの秘密

　Q3の症例は，失活歯で，大臼歯の根分岐部から遠心根に及ぶ大きな透過像があり，遠心頰側隅角部に局所的に深い歯周ポケットが確認できました．その歯周ポケットを，根尖病変由来の排膿路と疑い，エンド由来のエンド-ペリオ病変と診断し，根管治療のみで改善しました．歯科治療において，**「局所的に深いポケット」**の原因として，**もう1つ「歯根破折」**が思い浮かびます．

　この症例は，近心舌側に9mmの幅の狭い歯周ポケットが確認できました．患者さんはオープンバイトで，強いブラキサーということも自覚しています．それを聞いただけで，「割れてるな」と思ってしまいます…．

　ポケットにはずいぶんと秘密がありますが，あまりいい秘密はなさそうです．

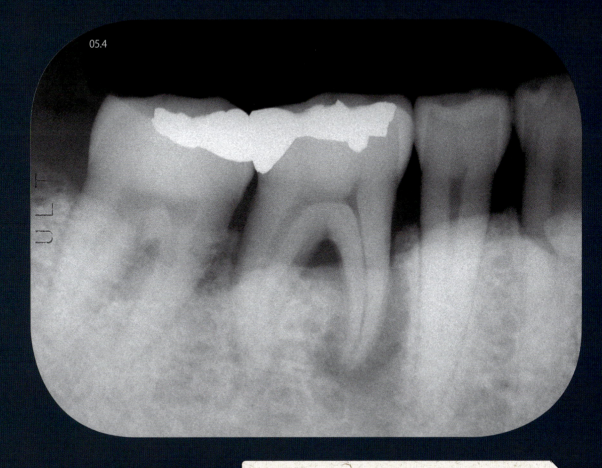

Profile
63歳　男性　会社役員　非喫煙　高血圧（非Ca拮抗剤）
主訴：歯の保存的治療

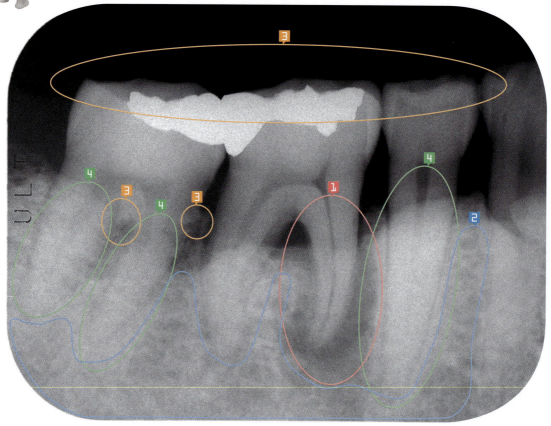

X線写真を観察してみよう！

1. 6┃の近心根根尖部から遠心歯頸部にかけて，大きな透過像が確認できます．まずは歯髄診断からですが，失活歯でした．もし破折しているとすれば，生活歯が破折した可能性が高く，強大な力がかかっていることがうかがえます．

2. 大臼歯の根分岐部病変や臼歯部の歯根膜腔の拡大からして，力がかかっていそうです．また，歯槽頂部歯槽硬線は消失し，歯周病は進行中の様相を呈しています．さらに歯槽骨梁の不透過性の亢進は，歯槽骨の反応の悪さを想像させます．

3. 7┃には歯石の沈着している像やエナメル突起も確認できます．臼歯部の咬耗状況から強烈なグラインディングがあり，炎症に力の要素が相まって歯周病が悪化しているようです．

4. 当該歯の周辺にある有髄歯が救いです．

Quiz 7

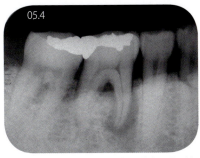
❶ 初診時（2005.4）．6⏌の根分岐部から近心根全体を囲む透過像．局所的な深い歯周ポケットと考え合わせ，エンド‐ペリオ病変か歯根破折を疑う

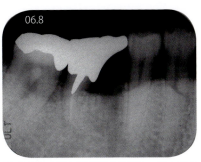
❷ 根管治療時に破折線を確認し，近心根を抜根（2006.8）．7⏌と遠心根を連結して前方への延長ブリッジを装着

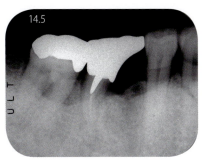
❸ ブリッジ装着後7年9カ月（2014.5）．6⏌は根分岐部病変を抱えたまま経過観察

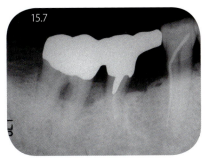
❹ ブリッジが脱離し再製後（2015.7），5⏌に歯肉の腫脹と遠心部の深い歯周ポケットを確認

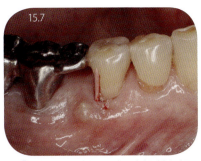
❺ ❹の口腔内写真（2015.7）．歯根破折を疑ったが「まずは根管治療」の原則

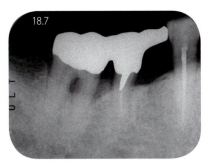
❻ 根管治療後，歯周ポケットは消失した．当初のブリッジ装着から11年11カ月経過（2018.7）

　エンド‐ペリオ病変との鑑別診断ですが，歯根破折後の経過が長ければ骨のダメージも大きく，歯周ポケットの幅や根面の粗造感などで判別可能かもしれませんが，幅の狭い歯周ポケットの場合は判別しきれず，最終的には根管治療時に破折線を確認します．本症例では近心根舌側に破折線を確認したため，分割抜根を行い（❷），根分岐部病変を除去しました．6⏌の遠心根と7⏌を連結し，5⏌をまき込まない連結冠としました．装着後9年で一度脱落して，ブリッジを再製しています．その際，7⏌はアンレーからクラウンに変更しました．2015年7月に5⏌の歯肉の腫脹と幅の狭い深い歯周ポケットを確認し，「破折した！」と落胆したのですが（❹，❺），失活していたので慌てず根管治療から始めて，歯周ポケットは消失しました．5⏌の失活は，楔状欠損が進行し"しみる"という症状が出てレジン充塡をした後に起こりました．

Point

- 局所的な深い歯周ポケットは歯根破折の際にもみられるので，エンド-ペリオ病変との鑑別診断が必要です．

- 幅の狭い歯周ポケットの場合は，最終的には根管治療時に破折線を確認するしかありません．やはり，「迷ったら根管治療から」ということになります．

Tips! 7
エンド？ ペリオ？ 歯根破折？

「6 の咬合痛を主訴に来院．近心根の頰側に深い歯周ポケットが幅をもって存在．歯髄診断では生活歯．原因はエンド？ ペリオ？ 歯根破折？
実際の治療経過を振り返ってみましょう．

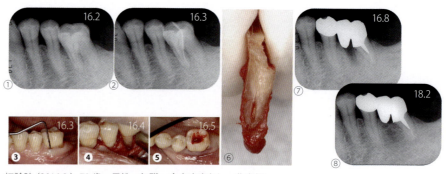

初診時（2016.2）79 歳，男性．無職．全身疾患なし．非喫煙
① 初診．咬合痛を疑う X 線所見は見受けられない
② 近心根の頰側に深い歯周ポケット．ポケットは幅をもって存在
③ ②のプロービングの様子
④ 深い歯周ポケットは「ペリオ由来」と推測し，SRP 後，外科処置．近心根に破折線を認める
⑤ 破折を認め，分割抜根の予定で歯髄へ穿孔，生活歯だった
⑥ 抜根した近心根．頰側に破折線．有髄だったのは破折して間もないからか？
⑦ 「5 と 6 の遠心根支台でブリッジを装着
⑧ ブリッジ装着後 1 年 4 カ月．経過は安定しているが，支台歯の歯根膜腔は拡大している

「ペリオ由来」と判断したものの，「歯根破折」が原因でした．臨床は奥が深い……．

Quiz 8

Wall Story
～ Chapter 1

新たなる挑戦状を受けたまえ！

　垂直性骨欠損を歯根周囲を取り囲む骨壁数で分類する方法（1～4壁性の骨欠損に分類する方法）は広く使われており，骨欠損の病態を知るうえで重要な指針になっています．しかし**実際には，すべての垂直性骨欠損が「4つのパターン」にすっきり分類できるわけではなく，1つの骨欠損内に混合して存在していることが多い**ようです．ポケット底部は3壁性で，ポケットの入口付近は2壁性か1壁性のことが多い，ともいわれています[1]．そのことをふまえたうえで，今回から4問にわたって，比較的典型的な4つの垂直性骨欠損のパターンを観察してみましょう！

　今回の症例は，「歯肉の違和感」を主訴に来院された50代の女性です．ここで，垂直性骨欠損を三次元的にイメージしてみてください．かなり迷うはずです．

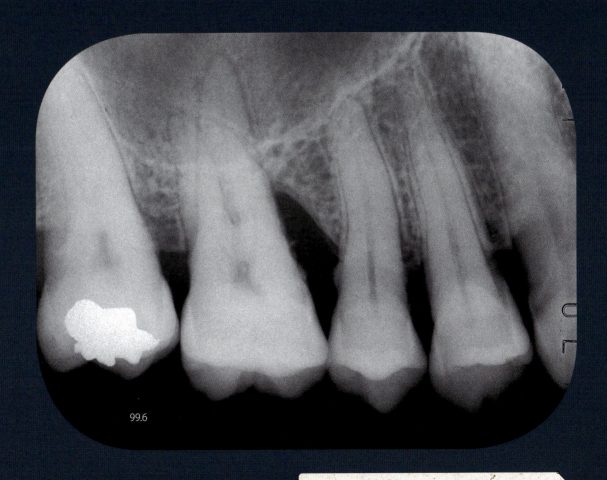

99.6

Profile
53歳　女性　会社員　非喫煙　全身疾患なし
主訴：右上の歯肉に違和感がある

どんな
ディスカッションが
できたかな？

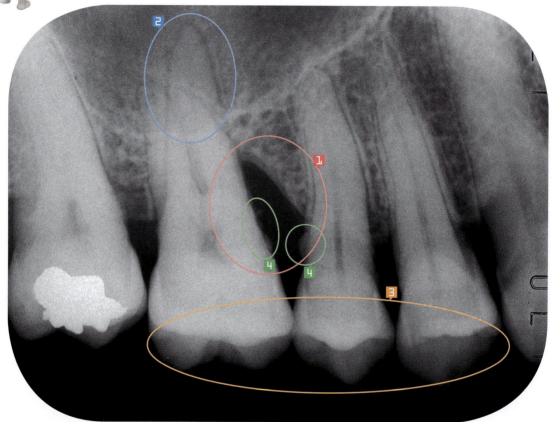

X線写真を観察してみよう！

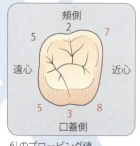

6̲|のプロービング値

1 6̲|は，近心に大きな1壁性の垂直性骨欠損があります．正確には，プロービング値を見ながら，三次元的にイメージしてくださいね．当然ですが，根分岐部もファーケーションプローブを使って状態を確認しましょう．

2 臼歯部全体に歯根膜腔の拡大が認められます．力がかかっていますね．

3 臼歯部の咬頭は，咬耗が少なく切り立っています．クレンチング*している可能性がありますね．

4 骨欠損部の歯根には，大きな歯石が沈着しています．

＊**クレンチング**：上下の歯を中心咬合位で強く噛みしめる癖をいう

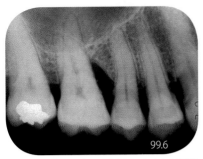
❶ 初診時（1999.6）．6| 近心に大きな垂直性骨欠損．根分岐部病変も確認

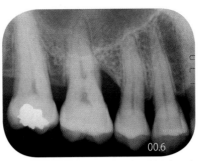
❷ 治療終了時（2000.6）．咬合調整を行いながら SRP を行う

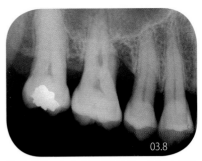
❸ 治療後 3 年 2 カ月（2003.8）．長い上皮性付着で経過してきたが，歯周病の急性発作を起こす

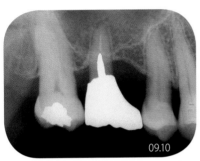
❹ 分割抜根から 6 年（2009.10）．単冠で処置しているが経過は安定している

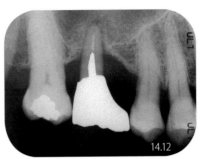
❺ 分割抜根後 11 年 2 カ月（2014.12）．動揺が増し，咬合痛発現．2015 年 2 月に抜歯

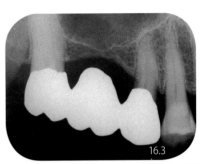
❻ 6| を抜歯し，ブリッジ装着後約 1 年経過（2016.3）

　6| の近心にある垂直性骨欠損は，頬側から口蓋側に抜けている「1 壁性骨欠損」です．根分岐部病変もありました．力の問題もありそうですから，患者さんの理解が得られれば，咬合調整を行いながら「炎症のコントロール」をしていきたいですね．

　1 壁性骨欠損の場合，骨欠損を骨の修復という形で治すのは困難です．ポケットは減少しても「長い上皮性付着」という状態で経過観察してゆくことになることが多いでしょう．当時は長い上皮性付着は"弱い付着"で，歯周病の再発の危険性もあるといわれていました．この症例でも，治療後 3 年間は落ち着いていましたが（❶，❷），P 急発（歯周病の急性発作）を起こしました（❸）．その時点で，ようやく 6| の分割抜根を了承していただき，頬側根を抜根しました．

　分割抜根後は，力の問題があるにもかかわらず，単冠処置で 11 年間安定していました（❹〜❻）．

参考文献
　1）安藤　修．裏づけのある歯周再生療法—原理，原則に基づいた臨床のために．クインテッセンス出版，2006，23-69．

Point

- 「1壁性骨欠損」では、「骨の修復」という形で治すのは難しくなります。

- 「1壁性骨欠損」では、長い上皮性付着という状態で経過を追っていくことが多いです。長い上皮性付着は弱く、歯周ポケットが再発しやすいといわれています。

- 可能であれば、咬合調整を行いながらSRPを行います。

Tips! 8
垂直性骨欠損の分類

骨欠損は大別すると、「水平性骨吸収」と「垂直性骨欠損」に分類されます。

隣接する歯のCEJを結ぶ仮想線を考えたとき、その仮想線に対して、歯槽骨頂が少しでも角度がついて交わるようであれば垂直性骨欠損、全く交わらず平行であれば水平性骨吸収とみなします。しかし、これはあくまで二次元的な診断であり、確定診断はプロービング値と併せて行います。残存している骨壁の数によって4つに分類されています。形態によって、治りやすさを推測できます。

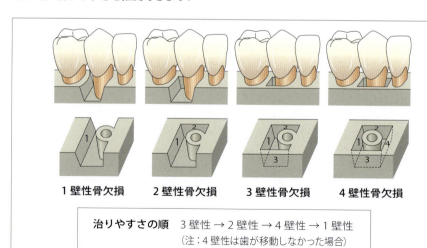

図　垂直性骨欠損の分類

Quiz 9

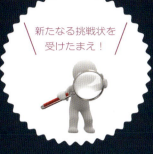

新たなる挑戦状を受けたまえ！

Wall Story
～ Chapter 2

　『Wall Story』Chapter 1（**Q8 参照**）はいかがでしたか？　1 壁性骨欠損は対応に悩みそうですね．「骨欠損の分類」を手がかりに，私たちはその病態を知ろうと試みます．**病態を知る意味は，眼前の垂直性骨欠損が「治せる骨欠損なのか」「治せない骨欠損なのか」を知りたいからです**．あなたは **Q8** の 1 壁性骨欠損をみて，患者さんに「治せますよ」と言えるでしょうか？　なかなか言いにくいのが本音でしょう．ましてや，垂直性骨欠損を抱えた歯は，力の問題の関与が疑われ，咬合調整など，歯の切削を伴う「力のコントロール」が必要になる場合があります．特に，患歯が有髄歯でノンカリエスの場合，"治せるか，治せないかわからない" 状態では，歯の切削などに対し，患者さんの理解は得られにくそうです．

　今回は「治せる垂直性骨欠損」です．冠脱離を主訴に来院した 70 代女性で，右上犬歯の近心に小さな垂直性骨欠損があります．「この骨欠損は治りますよ！」って，胸を張って言いましょう！

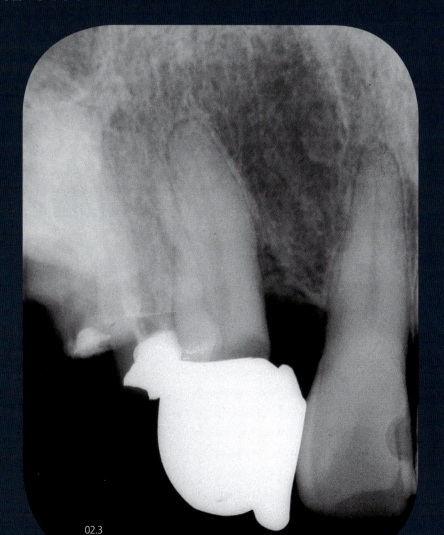

Profile
72歳　女性
主婦　非喫煙
全身疾患なし
主訴：冠脱離

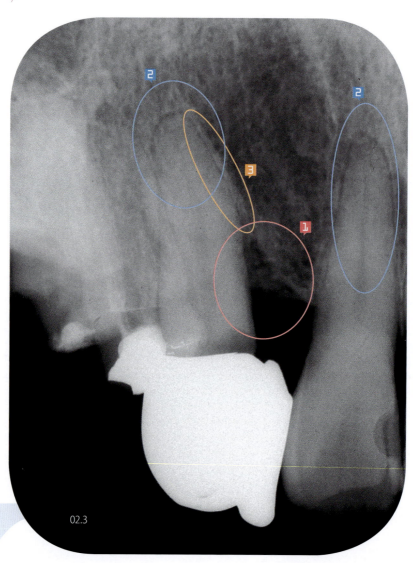

X線写真を観察してみよう！

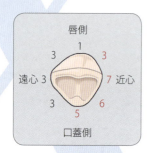

3|のプロービング値

1 3|は近心に小さな2壁性の垂直性骨欠損があります．プロービング値とX線写真を見て，骨壁がどのように残っているか想像してください．

2 ガイドである3|には歯根膜腔の拡大が認められます．力がかかっていますね．垂直性骨欠損の一因になっているかもしれません．2|も，歯根膜腔は拡大傾向です．

3 歯槽硬線も肥厚しています．

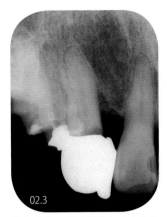
❶ 初診時．3̲|の近心に小さな2壁性骨欠損．二次カリエスも存在（2002.3）

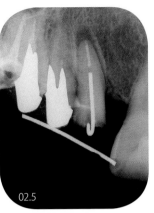
❷ 炎症のコントロールをしつつ，矯正的挺出（2002.5）

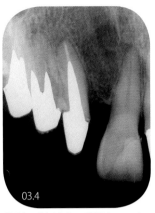
❸ 矯正的挺出後の状態（2003.4）

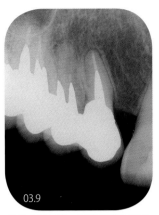
❹ 治療終了後．最終補綴物は連結．歯根膜腔拡大，歯槽硬線は肥厚するも歯槽骨梁は透過性亢進（2003.9）

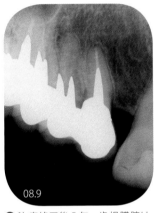
❺ 治療終了後5年．歯根膜腔は拡大しているが，歯槽硬線の肥厚は改善している（2008.9）

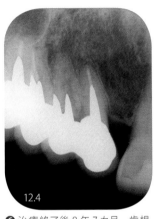
❻ 治療終了後8年7カ月．歯根膜腔の拡大，歯槽硬線の肥厚は改善．歯槽骨梁もきれいで，力のバランスはいいようだ（2012.4）

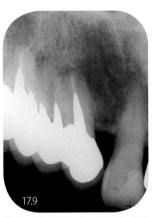
❼ 治療終了後14年．3̲|近心の歯槽硬線がやや肥厚気味．患者は87歳（2017.9）

　3̲|の近心にある垂直性骨欠損は，口蓋側に骨壁がない小さな2壁性骨欠損です．X線写真だけからはわからないので，プローブを巧みに使って骨欠損形態を探りましょう．
　2壁性骨欠損の場合，1壁性とは違い，骨欠損を「骨の修復」という形で治すことが可能な症例があります．この症例も「治せる症例」で，炎症のコントロールを行いながら，矯正的挺出，その後，歯周外科治療を行っています．3̲|はガイドを担う歯なので，最終補綴は隣在歯と連結して力の分散を試みました．
　初診から約15年が経過しましたが，骨欠損は修復し，歯根膜腔の拡大状況は改善，歯槽硬線の肥厚も改善，歯槽骨梁も透過性が亢進しているので，安定しているようです（❼）．本音を言えば，患者さんに「治せます！」と大見得を切ってしまった手前，ホッとしています……．

Point

- 「骨の修復」という形で"治せる垂直性骨欠損"と,"治せない垂直性骨欠損"の棲み分けが大切です．

- 1壁性骨欠損とは異なり，2壁性骨欠損では「骨の修復」という形で治せる骨欠損があります．患者さんに，「治せます！」と言えるようになりましょう．

- 垂直性骨欠損の改善には「炎症のコントロール」と「力のコントロール」が必要になる場合があります．

Tips! 9
垂直性骨欠損の実態

　垂直性骨欠損は，まず骨欠損の状況を，「X線写真」と「プロービング値」から三次元的にイメージすることが重要です．当たり前のことのようですが，二次元の情報から三次元のイメージを作るのは意外と難しいものです．若い医療者にありがちな傾向は，以下の3点です．

　第一に，プロービング値にとらわれ，骨欠損の「深さ」だけを見てしまい「幅」を見ていないこと，第二に，垂直性骨欠損は4つに分類されているものの，実際には骨欠損は4つにふるい分けられるものではなく，混合して存在（混合型骨欠損）していることを理解していないこと，第三に，頬舌的に残っている骨壁の見落としが多いことです．いずれも二次元の情報から脱却できないがための問題点です．

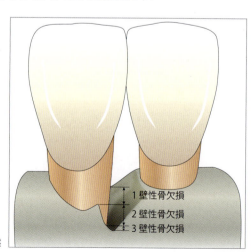

図　垂直性骨欠損の実態

Quiz 10

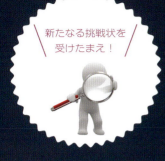

新たなる挑戦状を受けたまえ！

Wall Story
〜 Chapter 3

　Q8, Q9の2回で，「1壁性骨欠損」は骨の修復という形で治すのは困難で上皮性付着となることが多く，「2壁性骨欠損」は骨の修復という形で治すことができる症例があることがわかりました．

　Chapter 3の今回は「3壁性骨欠損」です．3壁性骨欠損は周囲がほぼ骨に囲まれているため，骨の修復が起こりやすく治しやすい病態です．

　「ねらって治せる骨欠損」なので，患者さんにも自信をもって"未来"を提示できる可能性があります． Q8, Q9と同様，原因として力の問題が考えられるため，必ず咬合のチェックは必要で，場合によっては咬合調整あるいは歯冠部を大幅に切削し，力の解放をしなければなりません．それにより，天然歯が抜髄・分割・抜根に至る場合もあるので，患者さんへの情報伝達は十分に行いましょう！　カリエスや修復物がなければ，切削という侵襲は患者さんにとっては一大事で，治癒の可能性を呈示しなければ納得されないでしょう．

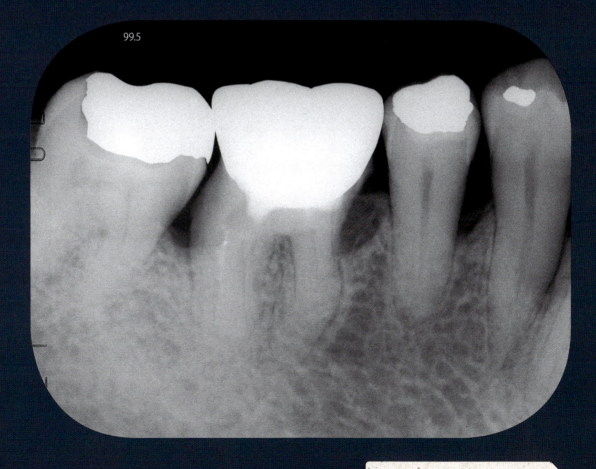

99.5

Profile
51歳　女性　自由業　非喫煙
全身疾患なし

どんな
ディスカッションが
できたかな？

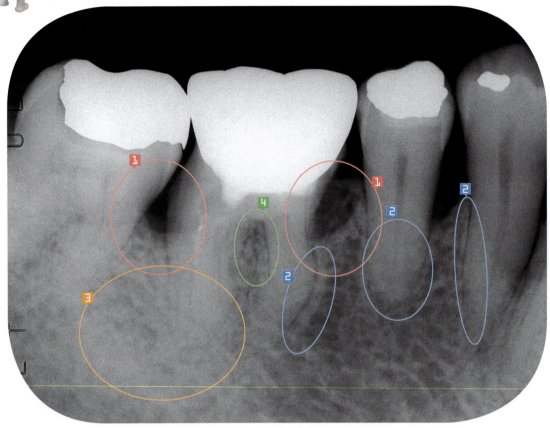

X線写真を観察してみよう！

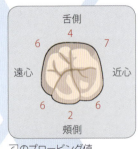

6|のプロービング値

1 6|は近遠心に3壁性の垂直性骨欠損があります．プロービング値を参考に，骨欠損を三次元的にイメージしましょう．頬側・舌側に骨壁が残っているか慎重に確認してください．

2 6|は歯槽硬線の肥厚・歯根膜腔の拡大が認められるので，力がかかっているかもしれません．しかし，小臼歯の歯槽硬線・歯根膜腔は，歯槽骨量のわりに肥厚・拡大傾向が軽度です．6|への局所的な力の問題で，口腔内全体としては力の問題は少ないかもしれません．とすれば，装着されているクラウンの影響は大きいかもしれません．

3 6|根尖部の歯槽骨梁の不透過性が亢進しています．炎症の影響か，力の影響か……？

4 根分岐部は，いまのところ歯周病の影響は少なそうです．

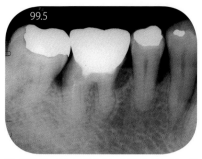
❶ 初診時．6⏌の近遠心に3壁性骨欠損．年齢に比して骨吸収量は多く，小臼歯の歯周病も進行している（1999.5）

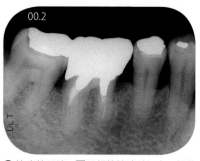
❷ 治療終了時．6⏌は根管治療時に力の解放を行い，歯周外科治療を行った．骨欠損，歯根膜腔の拡大，歯槽硬線の肥厚，歯槽骨梁の不透過性は改善（2000.2）

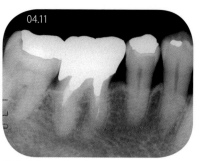
❸ 治療終了から4年9カ月．歯槽頂部歯槽硬線も明瞭化してきている（2004.11）

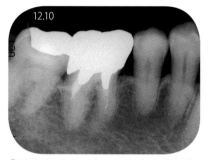
❹ 治療終了から12年8カ月．根分岐部が冒されていなかったので，力の問題は少なかったのかもしれない．骨欠損だけではなく，歯槽硬線，歯槽骨梁の状態も安定している（2012.10）

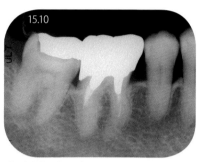
❺ 治療終了後15年8カ月．約3年ぶりの来院．歯肉の出血傾向はあったが歯槽骨は安定している（2015.10）

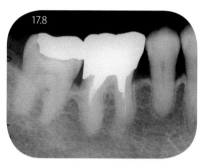
❻ 治療終了後17年6カ月．❺以降，半年に1回来院．歯肉の出血傾向も改善（2017.8）

　6⏌の近遠心にある垂直性骨欠損は3壁性骨欠損です（❶）．幸い，根分岐部には歯周病は進行していませんでした．3壁性骨欠損は，最も骨修復が起こりやすい垂直性骨欠損です．歯周基本治療の過程で"治りやすい症例"と判断できれば，治療初期の段階で回復の可能性を患者さんに伝えられます．

　本症例では根管治療中に力の解放を行い，歯周基本治療後に骨修復を目論んで歯周外科治療を行いました（❷）．骨欠損の回復とともに，歯槽硬線・歯根膜腔・歯槽骨梁の変化に注目してください．特に，霧が晴れるように透過性が改善してゆく歯槽骨梁は，安定した経過を物語っています（❸～❻）．初診時の骨欠損の状態からイメージするほど力の問題は大きくなく，炎症性の原因が優位であったと想像しています．

Point

- 3壁性骨欠損は,「骨の修復」という形で治せる可能性が最も高い垂直性骨欠損です.

- 患者さんにも「治せる可能性が高い」という情報伝達をして,"未来"を少しでも伝えましょう.もちろん,生体のことですから「絶対治ります!」というフレーズは控えましょう.

- 歯の動揺や歯槽硬線の拡大は力の問題を反映しているといわれますが,歯槽骨の吸収量と比較しながら考えましょう.

Tips! 10
垂直性骨欠損への対応

千葉[1] は,垂直性骨欠損への対応として次の5つをあげています.
① ポケット内の起炎物質を除去し,炎症が落ち着いた状態で骨欠損はそのままに経過観察する
② 骨縁下ポケットを形成する歯肉・骨を削除し,骨縁下ポケットを消失させる
③ 再付着(新付着)と骨欠損部の骨による修復(再生)を目指す
④ 自然あるいは矯正的に歯の移動を行い,ポケット底(骨欠損底)を歯冠側移動させる
⑤ 抜根・抜歯により骨縁下ポケットを消失させる

さらに,垂直性骨欠損の分類に従って,3〜2壁性骨欠損は修復する,1壁性骨欠損はポケット底を引き上げる歯の移動を行うか,そのまま安定させる,4壁性骨欠損は自然移動あるいは矯正的移動により歯槽頂部の可及的な平坦化をはかるようにしている,と述べています[1].

参考文献
1) 千葉英史. 歯周病治療から歯科臨床の基本を考える 3. 垂直性骨欠損への対応. 歯界展望. 91 (6):1385-1399. 1998.

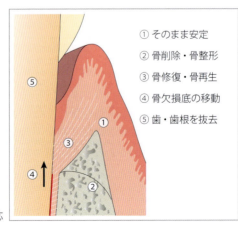

図 垂直性骨欠損への対応

Quiz 11

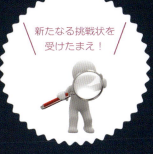

新たなる挑戦状を
受けたまえ！

Wall Story
～ Chapter 4

　Q8 から始まった『Wall Story』では，垂直性骨欠損の病態を把握して，患者さんへ正確な情報伝達ができるようになることを目標にしています．すでに皆さんは，「1 壁性骨欠損」は治すのは困難であること，「2 壁性骨欠損」は治せる可能性があり，「3 壁性骨欠損」が最も治しやすいことを学びました．

　Chapter 4 は「4 壁性骨欠損」です．巷では"すり鉢状骨欠損""囲繞性骨欠損"ともいわれています．Chapter 1 から一貫してお伝えしていますが，**X 線写真とプロービング値から，骨欠損の状況を"三次元的に想像する"ことが大切です**．とはいえ，三次元的にイメージするというのは結構難しいはずです．そのためには，診断に耐えうる X 線写真と正確なプロービング値が必要不可欠です．

　「うちは CT があるのでそんな面倒なことは必要ない」，なんて言わないでくださいね．患者さん全員に CT 撮影するわけにもいかないですから！

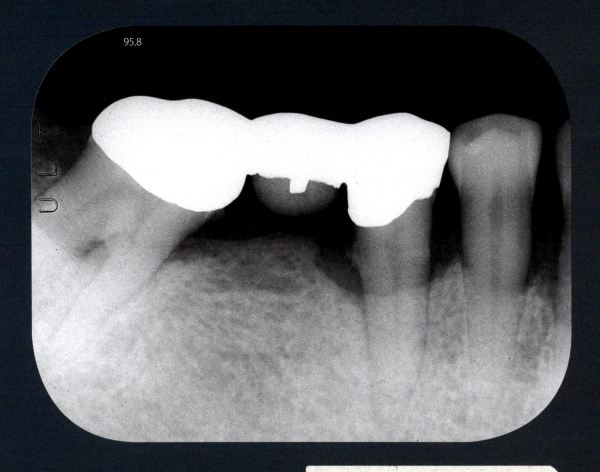

Profile
52 歳　女性　主婦　非喫煙　全身疾患なし
主訴：右下の鈍痛

47

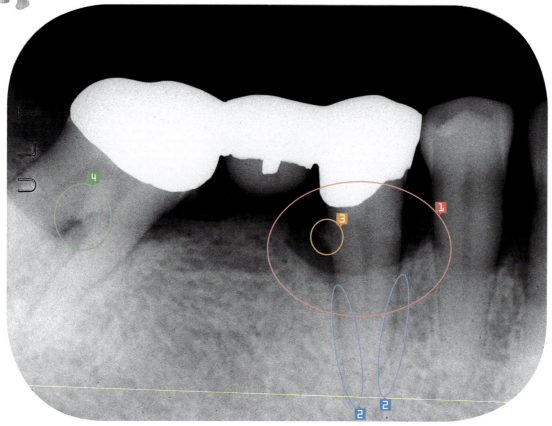

X線写真を観察してみよう！

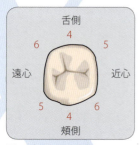

5̲ のプロービング値

1 5̲ は，歯根の周囲を取り囲むように，すり鉢状に垂直性骨欠損があります．このタイプの骨欠損は，ポケット底，骨欠損底を引き上げる歯牙移動が行えれば，骨欠損形態を改善できる可能性があります．

2 5̲ は歯根膜腔の拡大が認められます．大きな垂直性骨欠損なので，力の問題がありそうです．過去に装着されたブリッジの咬合状態がよくないのかもしれません．

3 根面には大きな歯石も付着しています．

4 7̲ には根分岐部病変があります．エナメル突起も確認できるので，進行しないように注意が必要です．歯根周囲の歯槽骨梁の不透過性の亢進も気になります．

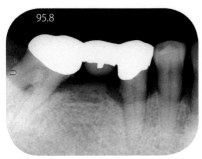
❶ 初診時．5]に4壁性骨欠損．7]とともに歯槽骨梁の不透過性が亢進している（1995.8）

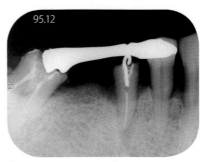
❷ 右咀嚼なのでメタルプレートを使って咀嚼可能な状態にして，急速に矯正的歯牙移動（1995.12）

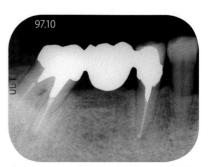
❸ 治療終了時．5]の骨欠損形態改善．7]は根分岐部病変を抱えたまま経過観察（1997.10）

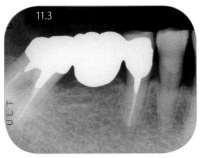
❹ 治療終了から13年5カ月．一度ポーセレンが破折してブリッジを再製．歯周病は安定傾向（2011.3）

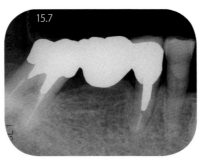
❺ 治療終了後17年9カ月（2015.7）．2011年11月にブリッジが脱離し，再製作

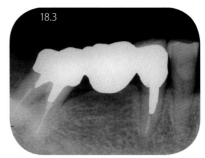
❻ 治療終了後20年5カ月．ブリッジ再製から6年4カ月．7]は初診時から根分岐部病変を抱えている（2018.3）

　5]の垂直性骨欠損は，歯根周囲を囲む4壁性骨欠損です．このような骨欠損は，炎症のコントロールを行いながら自然移動，もしくは矯正的歯牙移動によって，骨欠損底を引き上げることができれば骨欠損形態を改善できる可能性があります．
　本症例は右側が咀嚼側だったため，咀嚼機能を維持できるようなメタルプレートを装着して挺出してゆきました（❶，❷）．治療終了時（❸）に比べて，最近は歯槽硬線，歯根膜腔，歯槽骨梁は安定傾向にあるようです（❹）．7]の根分岐部病変は，ゆっくりと少しずつ進行しているようです．さらに，以前に比べると，ポンティック下の歯槽骨が隆起しているようにみえます（❺，❻）．

Point

- 4壁性骨欠損は，炎症のコントロールを行いながらポケット底を引き上げ，骨欠損形態の改善をはかります．

- ポケット底を引き上げる方法には，自然移動や矯正的歯牙移動があります．この際には，当該歯の周囲とは別の部位で，しっかり咬み合わせを確保できる状況が必要です．

Tips! 11
歯が動かないときは…

　4壁性骨欠損は，歯を動かすことができれば，歯槽骨の改善が期待できます．しかし，臨床では，歯が動かなかったり，口腔内の状況として力を解放できない場面に遭遇します．自然移動の前提として，当該歯とは別の部位でしっかりとした咬合支持が確保できることが必要ですので，欠損が進行すると，自然移動が行いにくくなります．歯を動かすことができなければ，歯周外科などで骨欠損の改善をはかります．

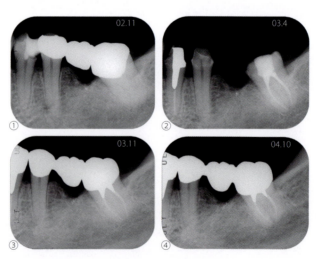

① 初診時 34 歳，女性．喫煙者．「7 に 4 壁性骨欠損
② 「7 は根管治療を行いながら自然移動
③ 「7 は挺出せず，歯周外科にて対応
④ 治療終了後 9 カ月．4 壁性骨欠損は改善傾向

Quiz 12

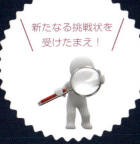

新たなる挑戦状を
受けたまえ！

Wall Story
～ Chapter 4.2

　垂直性骨欠損は4つに分類されているので，『Wall Story』は Chapter 4（**Q11** 参照）で終了のはずでしたが，前問（**Q11**）は4壁性骨欠損を改善するために矯正的歯牙移動を行った症例だったので，今回は**自然移動によって改善した**症例をみてみましょう．

　今回のクイズは，「病態は4壁性骨欠損」「対応は自然移動」という前提がわかっていますので，「こういう場合，いつ SRP をするのですか？」というテーマでディスカッションしてみてはいかがでしょう？

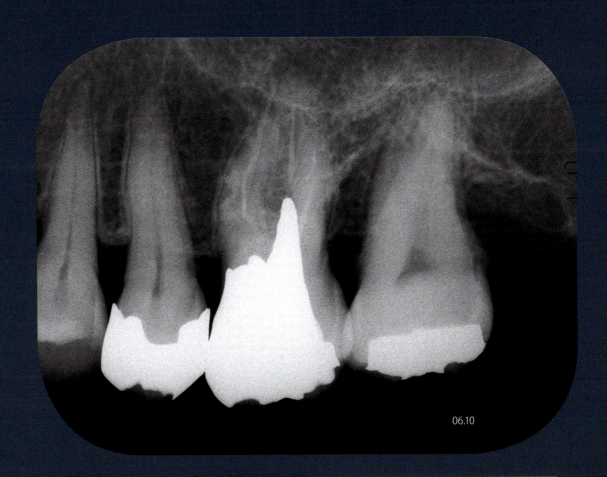

06.10

Profile
69歳　女性　主婦　非喫煙　全身疾患なし
主訴：左上の奥歯が浮く

どんな
ディスカッションが
できたかな？

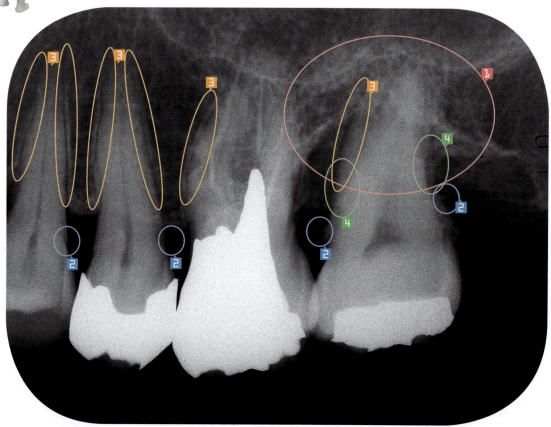

X線写真を観察してみよう！

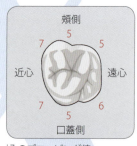

|7のプロービング値

1. |7 には，歯根周囲を取り囲むように4壁性の垂直性骨欠損があります．炎症のコントロールを行いながら，力を解放するために歯を切削し，自然移動を行う可能性があります．

2. 歯石が多量に付着しています．

3. 臼歯部には歯槽硬線の肥厚・歯根膜腔の拡大が認められ，強い力がかかっていることが想像できます．

4. |7 の根分岐部は要注意です．癒合している歯根か，分岐していて根分岐部病変があるのか，必ず確認しましょう．

Quiz 12

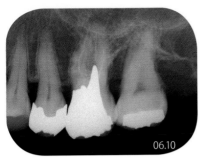
❶ 初診時．7̲ に歯根を取り囲むすり鉢状の4壁性骨欠損がある（2006.10）

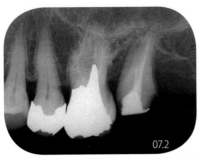
❷ 歯冠切削して自然移動．動揺の減少，歯槽骨梁の変化を確認後，SRPを行った（2007.2）

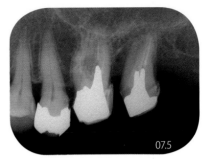
❸ 歯周外科処置後3カ月．歯周外科のタイミングも重要（2007.5）

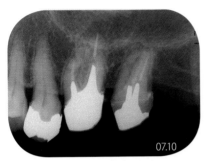
❹ プロビジョナルレストレーション装着（2007.10）

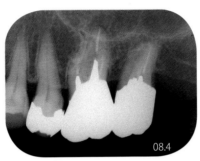
❺ 最終補綴物装着．7̲ に動揺が残ったので 6̲ と連結（2008.4）

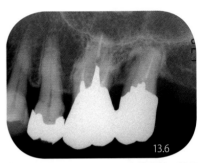
❻ 治療終了後5年2カ月．歯槽硬線の肥厚が亢進している．力に要注意（2013.6）

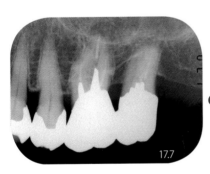
❼ 治療終了後9年3カ月．❻の後に咬合調整を行い，歯槽硬線・歯槽骨梁は改善．「治りやすい歯周病＋治せる骨欠損＋根分岐部病変なし」であれば骨の修復は期待できる（2017.7）

　今回は骨欠損底を引き上げる方法として自然移動を紹介します．力の影響が考えられるので，力を全くかけない状況を作るために歯を切削しますが，その際，「抜髄の可能性」があること，「補綴の必要性」が生じることは，患者さんに術前に伝えておく必要があります．

　また，本ケースは力の問題が関与して歯周病が進行した可能性があります．その歯に，補綴によって再び力をかけていく場合，単冠では力を担いきれない可能性があり，隣在歯を取り込んでいく可能性があることも説明しなければいけません．

　自然移動を行っているとき，明らかに触知できる歯石は除去しながら，歯周ポケットの深部の根面はあまり触らないようにしています．また来院時には，急性炎症が起こらないようにポケット内を洗浄します．SRPは，当該歯の外観上の炎症が治まり，動揺が減少した時点で行うようにしています．

Point

- 自然移動は4壁性骨欠損の対応として，ポケット底を引き上げ，骨欠損形態の改善をはかる有効な方法です．

- 歯の動揺度の減少，歯槽骨梁のX線像の変化を見ながらSRPの時期を決めます．

- 補綴物装着までは長期間を要するので，患者さんには時間がかかることを忘れずに伝えましょう．

Tips! 12
自然移動の治療手順

　筆者は，以前は自然移動の際に，歯髄の犠牲をいとわず，ばっさり歯冠部を削合していましたが，最近は咬合調整からスタートして，少しずつ切削して，可能なかぎり歯髄の保存に努めています．

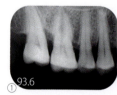
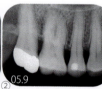
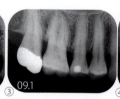
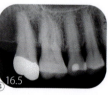

① 93.6　② 05.9　③ 09.1　④ 16.5

① 初診時57歳，女性．喫煙者．ブラキサー．7|に小さな垂直性骨欠損
② 咬合調整を行いながら歯周治療，2000年6月にアンレー装着後，5年3カ月経過
③ アンレー装着後8年7カ月経過．臼歯部の歯根膜腔は拡大・歯槽硬線は肥厚
④ 初診から約23年，アンレー装着後15年11カ月経過．骨欠損は改善しているが力はかかっている

自然移動の治療手順

1　炎症のコントロールを行いながら力の解放をしてゆく
2　明らかに触知できる歯石は除去するが，ポケット深部の根面はできるだけ触らない
3　自然移動時にP急発が起こらないよう，来院時にはポケット内を洗浄する
4　歯肉の外観上の炎症が治まり，歯の動揺が減少した時点でSRPを始める
5　動揺の改善がみられなければ回復を期待して歯周外科を行う．この際，患者の回復力・骨欠損の形態・骨梁像の変化に十分配慮する

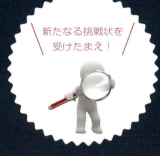

新たなる挑戦状を受けたまえ！

Quiz 13

Wall Story
〜 Chapter 5（上級編）

『Wall Story』の締めは，難易度の高い症例を取り上げます．

そこで1つ質問です．「SRPは歯周ポケットが深いところから始めますか？」

X線写真上の骨欠損の大きさは，必ずしも付着の喪失状態と同じではありません．**「測定したプロービング値（プロービングポケットデプス，PPD）と実際の組織学的な歯周ポケットの深さ（ポケットデプス，PD）が異なる場合がある」**と言い換えたほうがわかりやすいかもしれません．

深い垂直性の骨欠損，急性炎症，エンド-ペリオ病変はそのいい例で，付着の喪失程度を見誤る危険性があります．たとえば，急性炎症があるX線写真像では，X線の透過性が高まり，歯槽骨が喪失しているようにみえることがあります．このとき，歯周ポケットも深く挿入できることがあり，それを知らずにポケットが深いところからSRPを始めてしまうと，歯根膜を剥ぎ取り，付着を破壊する危険性があります．

そんなことを頭に入れて症例を見てみましょう．

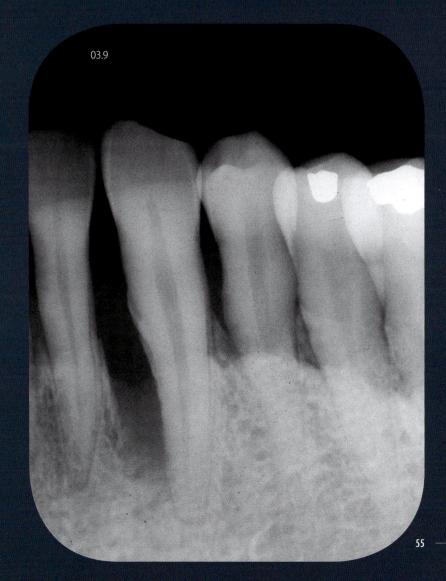

Profile
56歳、男性
会社員　非喫煙
全身疾患なし
主訴：大臼歯の咬合痛

どんな
ディスカッションが
できたかな？

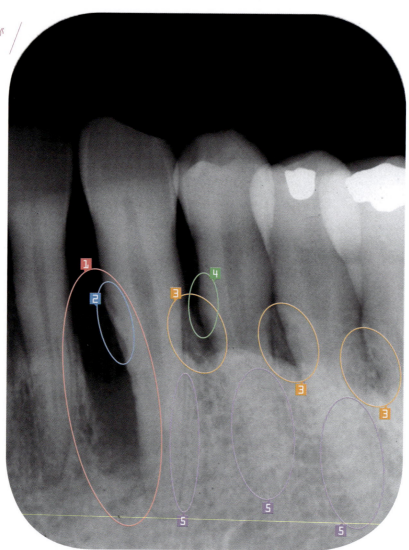

X線写真を観察してみよう！

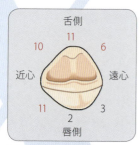

⎿3のプロービング値

1 ⎿3は近心に大きな垂直性骨欠損があります．透過像は根尖付近まで及び，骨欠損形態も把握しにくくなっています．

2 歯根にみられる像は，歯周組織なのか，付着している歯石なのか，判別するのが難しい状態です．

3 小臼歯から大臼歯にかけても垂直性骨欠損があり，力の問題がありそうです．

4 歯根の形態でしょうか？　厚く付着した歯石でしょうか？

5 ⎿3も含めて，力の問題がありそうな垂直性骨欠損ですが，骨吸収量に比べて歯根膜腔の拡大は軽度です．歯槽骨梁の不透過性はやや亢進しています．

Quiz 13

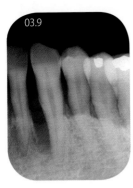

❶ 初診時．「3 の近心に大きな垂直性骨欠損がある（2003.9）

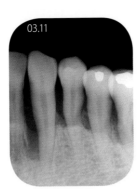

❷ 明らかな歯石を除去しながらポケット洗浄（2003.11）

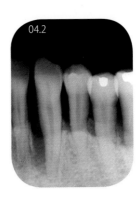

❸ SRP 後，歯槽骨の変化を確認．X 線写真は歯周外科直前（2004.2）

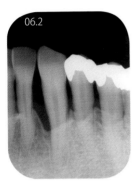

❹ 治療終了時の X 線写真．力の影響は当初考えたより少ない（2006.2）

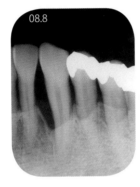

❺ 治療終了後 2 年 6 カ月．「3 の近心骨欠損も改善しているようにみえる（2008.8）

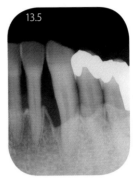

❻ 治療終了後 7 年 3 カ月．小臼歯の骨欠損の改善もお見逃しなく（2013.5）

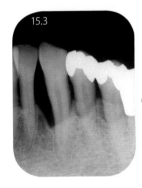

❼ 治療終了後 9 年 1 カ月．❻の段階で「3 の歯周病の進行を認め，患者の回復力を期待して SRP・歯周外科に移行．骨欠損は改善した（2015.3）

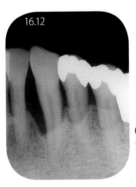

❽ 治療終了後 10 年 10 カ月．咬合調整をしていない「3 の移動状況も確認しておこう（2016.12）

　「3 の近心にある大きな垂直性骨欠損は，初診時，歯周ポケットから排膿しており，急性炎症期と判断しました（❶）．一見すると，骨が大きく失われているようにみえますが，急性症状による X 線像の変化である可能性があるので，ポケット洗浄などで急性症状を改善してから，後日改めて X 線撮影・プロービング値の測定を行うことにしました．ポケット底付近は 3 壁性骨欠損で，ポケットの上部に向かって大きな 1 壁性骨欠損になっている，と想像し，当初は明らかに触知できる歯石の除去を行い，急性炎症改善後，ポケット底部まで SRP を行いました（❷，❸）．

　歯槽骨の変化が認められた時点で，歯周外科処置を行いました．力の問題も疑われたのですが，歯槽骨量に比べて歯の動揺度が小さいこと，歯根膜腔の拡大が軽度なこと，また健全歯であること，重要な咬合支持歯であることから，咬合調整は行わず，炎症のコントロールを優先しました（❹，❺）．

　初診から約 10 年後，「3 の近心骨に歯周病の進行傾向がうかがえ，再び歯周外科処置を行いました（❻〜❽）．

Quiz 13

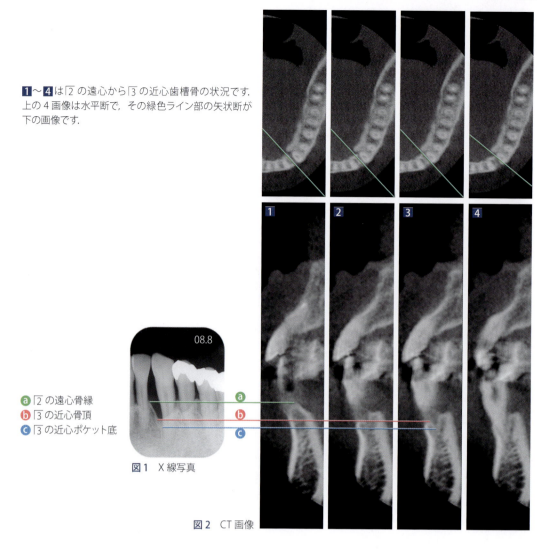

■1〜■4は|2の遠心から|3の近心歯槽骨の状況です．上の4画像は水平断で，その緑色ライン部の矢状断が下の画像です．

ⓐ |2の遠心骨縁
ⓑ |3の近心骨頂
ⓒ |3の近心ポケット底

図1　X線写真

図2　CT画像

「プロービング値＋X線像＋CT像」で考える

　上級編なので，CT画像でも解説しましょう！
　|2の遠心骨から|3の近心骨までを分割し，歯槽骨の三次元的状況を観察してみましょう．X線写真の|3の近心部は，CT像では青ラインを底（|3の近心ポケット底），ピンクラインを頂点（|3の近心骨頂）としたV字状の骨欠損として確認できます．二次元のX線写真（2008.8，図1）では，ポケット底付近は骨修復が起こり，治っているようにみえますが，CT像（図2）で三次元的に確認すると骨欠損が存在していることがわかり，メインテナンス時の要注意部位となります．

Point

- 歯周組織に急性炎症がある場合，X線写真では歯槽骨が喪失しているかのようにみえることがあります．
- 急性炎症が治まってからもう一度，歯周組織の検査を行いましょう．
- 臨床では，測定したプロービング値（プロービングポケットデプス）と実際の歯周ポケットの深さ（ポケットデプス）が異なる場合があります．そういった意味でも，深い垂直性の骨欠損，急性炎症，エンド-ペリオ病変には要注意です！

Quiz 14

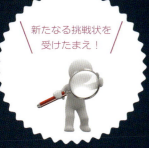

新たなる挑戦状を受けたまえ！

段差につまずかないで!

　厄介な骨吸収像です．これまでの骨吸収像はどちらかといえば，近遠心的に確認できるX線像でしたが，この症例は**頬舌的に骨吸収量の差がある**ことがうかがえます．歯根膜腔は拡大し，歯槽頂部歯槽硬線は消失し，歯槽骨梁は真っ白く濁っています．小臼歯の保存は難しそうだし，大臼歯には間違いなく根分岐部病変があります．「困難な状況」のオンパレードですが，治るんですか？この病気．
　思わず患者のような気持ちになってしまいます……．

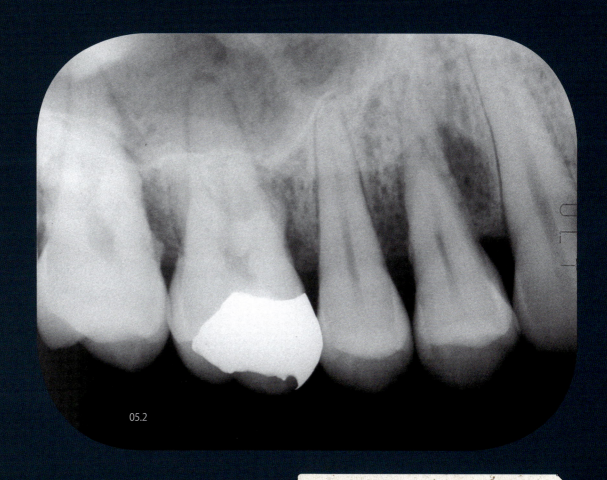

05.2

Profile
42歳　男性　自営業　喫煙　全身疾患なし
主訴：冠脱離

どんな
ディスカッションが
できたかな？

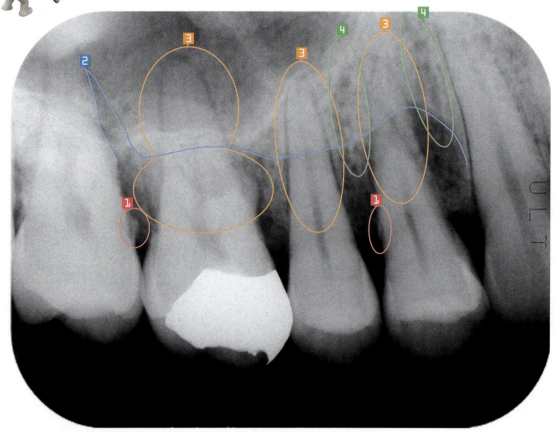

X線写真を観察してみよう！

1. 大臼歯に大きな歯石が確認できます．小臼歯には板状に歯石が付着しています．

2. 頰側の歯槽骨に比べ，口蓋側の歯槽骨の吸収量が多く，大きな差があります．このような骨吸収像を示す場合，力の問題があるといわれています．4|には近心に大きな垂直性骨欠損，7|は口蓋根近心歯槽骨がダメージを受けているようにみえます．

3. 歯根膜腔の拡大から，臼歯部には強い力がかかっていることがうかがえます．咬耗があまり進行していないので，クレンチングを疑います．歯槽頂部の歯槽硬線は消失し，進行性は高そうです．

4. 歯槽骨梁の不透過性が亢進しています．ブラキサー，喫煙者にみられる骨梁像で，歯周治療への反応は悪そうで，治りにくそうなX線像です．ただし，あくまで局所的なX線像なので，口腔内全体（デンタル10枚法）で判断するべきです（P.154【症例2】を参照のこと）．

Quiz 14

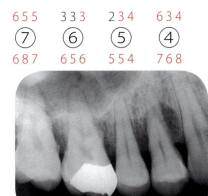
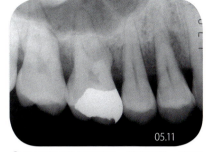
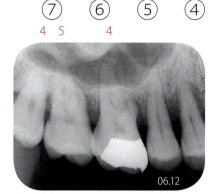

❶ 初診時（2005.2）．頰舌側の骨レベルに大きな差がある．大臼歯には根分岐部病変

❷ 治療終了時（2005.11）．咬合調整，SRPを行う．歯周ポケットが残存し，歯周外科へ

❸ 治療終了時（2006.12）．歯槽骨の反応は鈍い．大臼歯は分割せず，有髄であることを優先

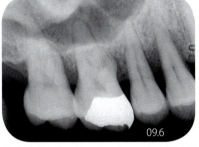
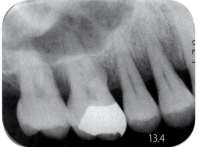
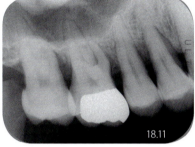

❹ 治療終了後2年6カ月（2009.6）．8 は7 への影響を考え，抜歯

❺ 治療終了後6年4カ月（2013.4）．禁煙後も歯槽骨のリスクは続いている

❻ 治療終了後11年11カ月（2018.11）．歯槽骨頂部は骨が緻密化しているようにみえる．歯根膜腔の拡大は続いている．プロービング値は悪化傾向

赤字：BOP（＋）
・：点状出血

　初診時のX線像から，頰舌的な歯槽骨吸収量に大きな差があり，力の問題がありそうで，対応に苦慮しそうだと思っていいでしょう．進行性も高く，"治りにくそうな歯周組織"と判断し，SRP，歯周外科といった「炎症のコントロール」と，咬合調整を中心とした「力のコントロール」で歯周病の進行を少しでも遅らせることを治療目標としました．

　予想どおり歯周組織の反応は鈍く，一見，改善したようにみえる歯槽骨も長い年月を要しています．患者さんは術後に禁煙しましたが，6年以上経っても骨のリスクは高そうで，安心できない状態が続いています．年齢が若いことと有髄歯であることが救いです．歯周病の改善状況は，頰舌的な段差があるので歯槽頂部歯槽硬線が明瞭になるという見え方ではなく，歯槽頂部が斜面状に緻密化してくることで確認しましょう．

　ちなみに，本症例で行った歯周外科は，歯槽骨の修復を目的にしたものではなく，起炎物質の除去を目的としています．

Point

- 頬舌的に骨吸収の差がある症例は「力の問題」を抱えている可能性があり，対応が困難です．

- 歯槽頂歯槽硬線の消失は，歯周病の進行性が高い可能性があります．

- X線の不透過性の亢進した歯槽骨梁像は，回復力が低く，歯周治療の反応が悪い可能性があります．

- 「力の問題」に修飾因子が加われば，症例のリスクは高まります．特に，喫煙による歯周組織のダメージは数年経っても消えません．

Tips! 14
喫煙者の歯周組織

　治りにくい歯周病患者は，力の問題を抱えていたり喫煙者であることが多く，歯肉や歯槽骨などの反応は悪く，変化に年単位の月日を要します．さらに，改善しても，いったん歯周組織が崩れ始めると崩壊が速いです．

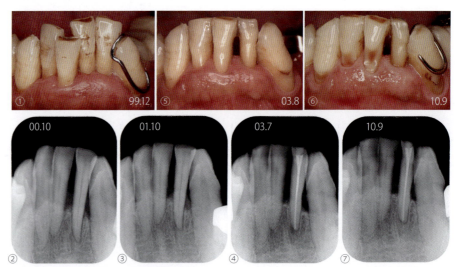

初診時（1999.12）49歳，男性．会社役員．ヘビースモーカー
① 治療開始時．歯肉は線維性で厚く乾燥気味で反応が悪そう
② 歯列の条件を整えるため ⌊1 を抜歯
③ ⌊2 は切端を大きく削合したが歯牙移動は遅く，動揺の改善も時間がかかった．歯髄症状も発現し根管治療
④⑤ 治療終了時，歯槽頂歯槽硬線はなんとか明瞭化．連結固定を行う
⑥⑦ 治りにくい歯周病は歯根膜腔・歯槽硬線・歯槽骨梁とも反応が鈍い

Quiz 15

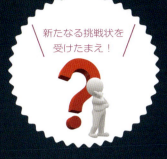

新たなる挑戦状を
受けたまえ！

分かれの予感 第1章
～Ⅱ度と進まない？

　歯周治療で，垂直性骨欠損と並んで私たちの行く手を阻むものが「根分岐部病変」です．垂直性骨欠損でもありましたが，私たちは分類好きです．根分岐部病変についてもいくつかの分類がありますが，一般的には Lindhe と Nyman の分類を用いることが多いようです．

　Lindhe & Nyman の分類（P.66 図）は，根分岐部内の水平方向への破壊（歯周組織のアタッチメントロス）の広がり程度によって，Ⅰ～Ⅲ度に分類されます．この分類は，**歯冠幅径に対する比率**を見ていること，歯肉の状態やX線写真を基準としていないため，**術者によるバラツキが少ない**とされる向きもあります．

　しかし，多くの術者はファーケーションプローブで検査するはずですから，術者の技量や解剖学的形態によって見誤る危険性は否定できません．まさか，ファーケーションプローブをもっていない，なんてことはないかと思いますが……．まずは，小さな根分岐部病変から見ていきましょう．

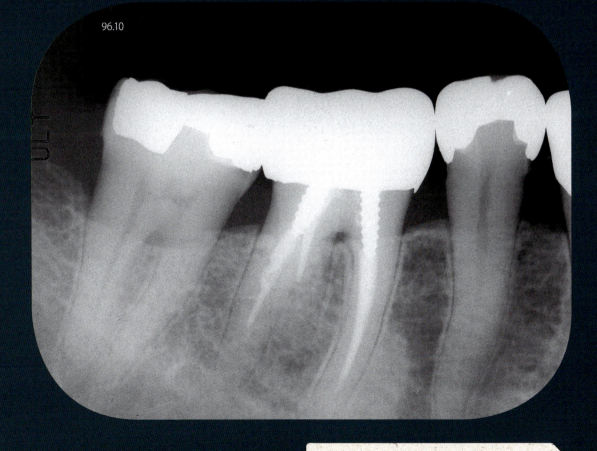

96.10

Profile
61歳　女性　主婦　非喫煙　全身疾患なし
主訴：冠脱離（他部位）　対合歯：あり

どんな
ディスカッションが
できたかな？

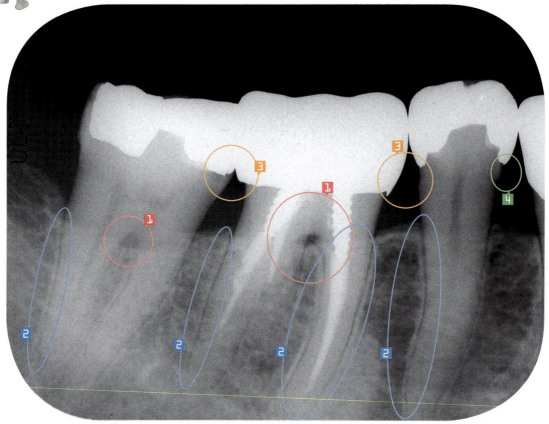

X線写真を観察してみよう！

1. 6⏌の根分岐部には小さなX線透過像があります．ファーケーションプローブで精査する必要があります．根分岐部の歯槽硬線も肥厚しているので，力の問題があるかもしれません．7⏌の根分岐部も，歯槽骨のレベルから考えると根分岐部病変を確認する必要があるでしょう．

2. 咀嚼側でもある右側臼歯部全体に，歯根膜腔の拡大，歯槽硬線の肥厚傾向がうかがえます．歯槽骨梁も7⏌を中心に不透過性が亢進傾向でしょうか．

3. 不適合補綴物，二次カリエスのチェックも忘れずに！

4. 歯石が確認できます．

Quiz 15

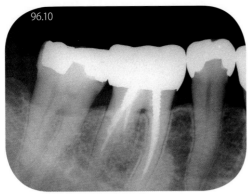
❶ 初診時．6̄に小さな根分岐部病変．7̄もお見逃しなく（1996.10）

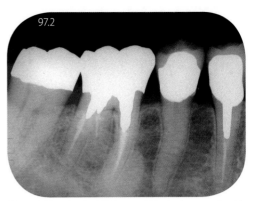
❷ 治療終了時．根分岐部にはオドントプラスティ*で対処（1997.2）

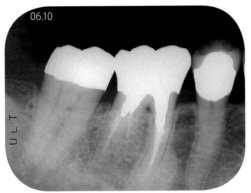
❸ 治療終了後9年8カ月．6̄の歯根膜腔は拡大している（2006.10）

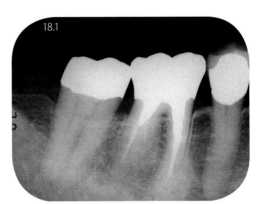
❹ 治療終了後21年．大きな変化は認められないが，右側が咀嚼側なので要注意！（2018.1）

　6̄の根分岐部には，ファーケーションプローブが水平方向に挿入できます（❶）．歯冠幅径の1/3を越えるか越えないか程度に挿入可能で，根分岐部病変初期のⅡ度と判断しました．炎症のコントロールを行い，歯冠修復時に根分岐部の水平的な欠損を減少させるために歯質を削除し，歯の形態修正を行いました（❷，オドントプラスティ*）．補綴物は根分岐部に歯ブラシが当てやすい形態にして，経過観察に移行しました．21年以上経過しても，根分岐部病変の進行傾向は認められません（❹）．咀嚼側に変化はないので歯根膜腔の拡大は残っていますが，これを異常と判断するか，力の集中による必然と判断するかは難しい問題です．

　時間経過から，初期のⅡ度の根分岐部病変は，悪化させずにコントロールすることが可能ではないか？というテーマが浮かびます．

　ちなみに，根分岐部病変を見ていく場合，力の問題が関わっていることがありますので，今回（**Q15**）から始まる『分かれの予感』では，「患者Profile」に"対合歯の状況"を記載しています．

＊ファーケーションプラスティ：根分岐部病変をプラークコントロールをしやすく，かつ自浄作用が期待できるように，あるいは好ましい治癒を得るために歯や歯槽骨の形態を修正すること．ファーケーションプラスティは，根分岐部を構成する歯質の削除による「オドントプラスティ（歯の整形術）」と「オステオプラスティ（歯槽骨整形術）」から成ります

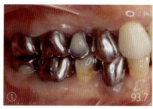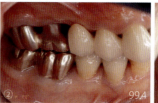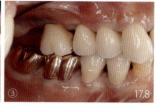

補綴物の20年（**Q15**の口腔内写真）
① 初診時．磨きにくそうな不良補綴物が装着されていた
② 6̲｜は分割抜根してブリッジの支台に．｜6̲はフルーティングしてクラウン装着．補綴物の形態はテンポラリーで試行錯誤
③ 上顎ブリッジはトラブルに見舞われ再構築．下顎の補綴物は20年を経過したが，小臼歯を含めてわずかな歯肉退縮

Point

- 根分岐部はファーケーションプローブで検査し，小さな根分岐部病変も見逃さないように！

- Ⅰ度〜Ⅱ度の根分岐部病変はスケーリング・ルートプレーニングやファーケーションプラスティ*で対処し，進行を抑制することが可能です．

Tips! 15
根分岐部病変の分類 〜水平的評価〜

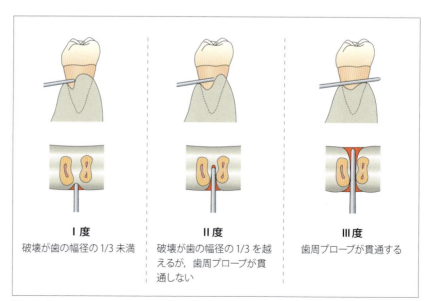

Ⅰ度　破壊が歯の幅径の1/3未満
Ⅱ度　破壊が歯の幅径の1/3を越えるが，歯周プローブが貫通しない
Ⅲ度　歯周プローブが貫通する

図　Lindhe & Nyman の分類

Quiz 16

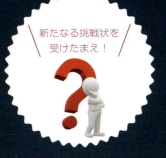

新たなる挑戦状を受けたまえ！

分かれの予感 第2章
～分かれぬ理由1

　私たち臨床家の行く手を阻む根分岐部病変は，前問（**Q15**）のように小さな病変（Ⅰ度～Ⅱ度）であれば，スケーリング・ルートプレーニングやファーケーションプラスティで対応している術者がほとんどでしょう．Ⅱ度で歯根分割，という話はあまり聞こえてはきません．

　私たちはⅢ度まで進行すると，歯根分割や分割抜根といった積極的処置に思考が傾いてくるようです．しかし，**ノンカリエスの有髄歯であったり，歯周病の自覚症状がなければ，抜髄を伴うこれらの処置は患者さんには理解されにくいものです．また，分割と同時に補綴処置が必須となり，適合精度や磨きにくい補綴物形態といった困難を抱え込む**ことになります．分割処置に伴うトラブルは，歯周病以外の問題（カリエス，歯根破折など）によることが多いという報告もあるようです．

　今回の症例は，上顎大臼歯の根分岐部病変Ⅲ度で有髄歯です．あなたなら，どう考えますか？

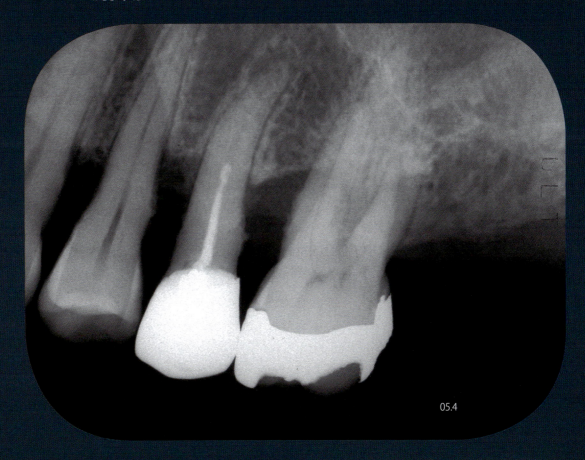

05.4

Profile
59歳　男性　会社員　喫煙　全身疾患なし
主訴：歯肉が腫れた　対合歯：あり

どんな
ディスカッションが
できたかな？

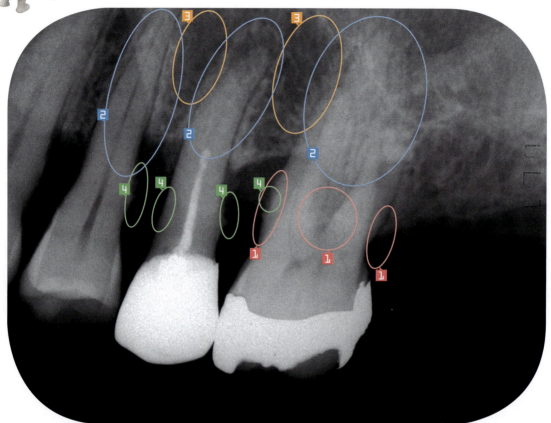

X線写真を観察してみよう！

1. |6 の頬側根分岐部には透過像が認められ，Ⅲ度の根分岐部病変の存在がわかります．近遠心の歯槽骨の高さを見ても，3カ所の根分岐部がすでに交通していることを疑ってかかりましょう．根分岐部内は水平的に歯槽骨が吸収しているようです．

2. 上顎左側臼歯部全体に歯根膜腔の拡大があり，小臼歯には歯槽硬線の肥厚傾向も顕著で，力の問題もありそうです．

3. 歯槽骨梁のＸ線透過性は比較的明瞭で，治療に対する歯槽骨の反応はよさそうです．

4. 多量の歯石が確認できます．

Quiz 16

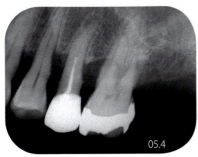
❶ 初診時．|6 に大きな根分岐部病変．3カ所の分岐部はすべて交通している（2005.4）

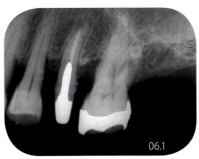
❷ |5 は自然移動，|6 は咬合調整を行いながら炎症のコントロール．その後，歯周外科処置へ（2006.1）

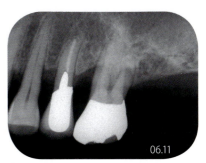
❸ 治療終了時．|6 は根分岐部病変を抱えた有髄歯のまま経過観察へ移行（2006.11）

同時期

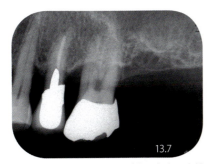
❹ 治療終了後 6 年 8 カ月．|6 は安定，歯槽硬線も明瞭化し歯根膜腔の拡大は改善している（2013.7）

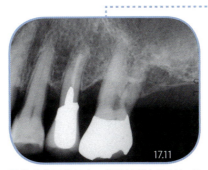
❺ 治療終了後 11 年．根分岐部内のカリエスが進行しているようにみえる（2017.11）

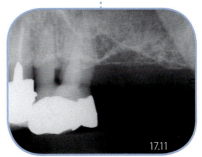
❻ ❺の偏心投影（2017.11）．近心頬側根と口蓋根の根分岐部病変およびカリエスの有無を確認

　|6 は 3 カ所の根分岐部すべてが交通している（through & through）状況で，動揺度は 1.5 度程度ありました（❶）．力の問題も憂慮し，咬合調整を行いながら歯周基本治療を進めました（❷）．

　根分岐部病変のある有髄歯の場合，力への対応として早々に分割するよりも，可能なかぎり有髄歯で処置を行いたいと考えており，歯周外科処置後，補綴処置を行いました（❸）．

　結果として，病変を抱えたままになりましたが，歯周組織の反応のよさから，メインテナンスへ移行できると判断しました．経過をみると，小臼歯を含めた歯根膜腔の拡大・歯槽硬線の肥厚は経年的に減少し，現在は安定傾向にあります（❹）．今後はむしろ，根分岐部のカリエスへの注意が必要でしょう（❺，❻）．

　本症例にみる歯髄の保存は，「分かれぬ理由」としては十分でしょう．

Point

- 歯根を分割したり分割抜根すると，必然的に根管治療，補綴処置が必要になり，術後のトラブルの原因になることもあります．

- Ⅲ度の根分岐部病変を抱えていても，分割することなく安定する症例があります．特に，有髄歯の場合は，むやみに分割しないようにしたいものです！

- その場合，「炎症のコントロール」は当然のこと，咬合調整などの「力のコントロール」も必要になってきます．

Tips! 16
根分岐部病変の分類 〜垂直的評価〜

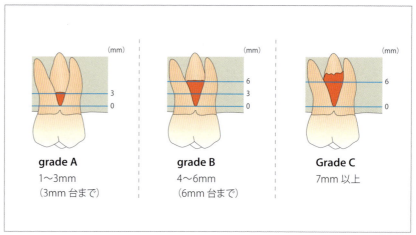

grade A
1〜3mm
（3mm 台まで）

grade B
4〜6mm
（6mm 台まで）

Grade C
7mm 以上

図　Tarnow & Fletcher の分類

Quiz 17

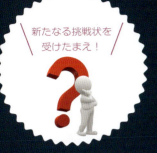

新たなる挑戦状を
受けたまえ！

分かれの予感 第３章
〜分かれぬ理由2

　前問（**Q16**）ではⅢ度の根分岐部病変を抱えた上顎大臼歯を提示し，「分割しない」という選択例を紹介しました．

　今回の症例は下顎第二大臼歯です．ファーケーションプローブが舌側からⅡ度程度挿入できるという感覚ですが，頬側には抜けていません．根分岐部の状況をイメージしてみましょう．

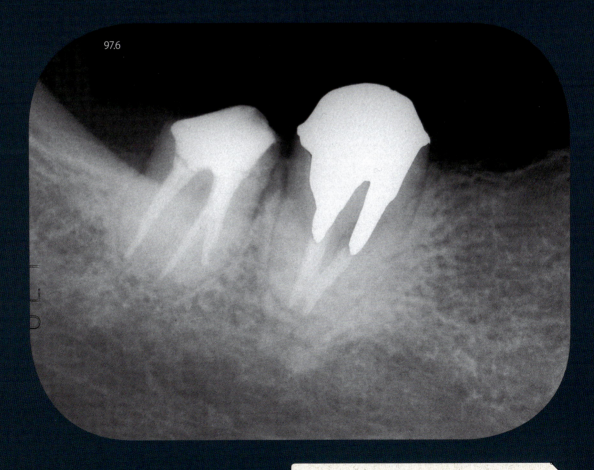

Profile
64歳　女性　主婦　非喫煙　全身疾患なし
主訴：ブリッジ脱離　対合歯：義歯（人工歯）

どんなディスカッションができたかな？

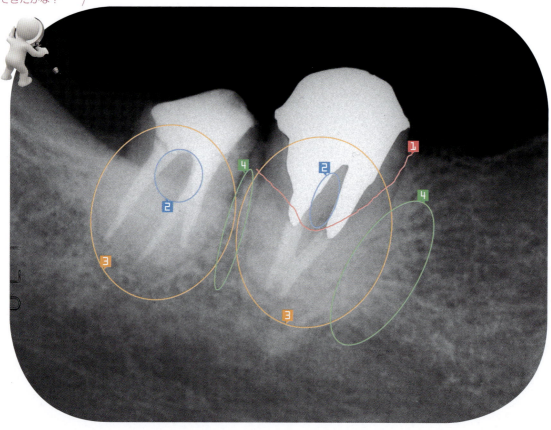

X線写真を観察してみよう！

[1] ７|は歯根形態から，樋状根*であることが想像できます．X線上で舌側の骨頂を追ってみましょう．根分岐部付近で垂直性骨吸収も認められます．

[2] 樋状根は頬側で近心根と遠心根が癒合しているので，ファーケーションプローブが交通しません．「ほとんどが下顎第二大臼歯に現れる」ということは，根分岐部の診査をする際に必要な知識です．歯槽骨の吸収状況から考えると，８|の根分岐部も確認する必要があります．

[3] 歯根膜腔の拡大が認められます．力の問題もありそうです．

[4] ７|周囲の歯槽硬線は肥厚し，歯槽骨梁は不透過性が亢進しています．これも力の影響かもしれません．

樋状根は，臨床経験の少ない頃は，根管治療や根管充填で悩まされます．樋状根の分岐部が歯周病に冒されると，その対応が難しくなります．ご存じのとおり，歯根分割はできません

＊**樋状根**：下顎第二・第三大臼歯でしばしば認められます．下顎大臼歯の近心根，遠心根のうち，頬側のみが癒合したもので，舌側には深い溝が認められます（新常用歯科辞典より）

頬側
舌側

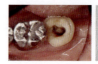

Quiz 17

注）樋状根では歯根は完全に分岐していないため，本書では「舌側の根陥凹部」としています

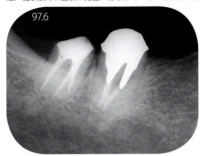
❶ 初診．⏌7は樋状根で舌側の根陥凹部(注)に骨吸収が進んでいる（1997.6）

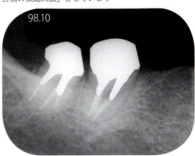
❷ 治療終了時．⏌87とも義歯の支台歯になっている（1998.10）

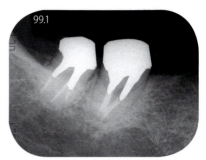
❸ 歯根膜腔はやや拡大しているが，歯槽骨の状態は安定傾向（1999.1）

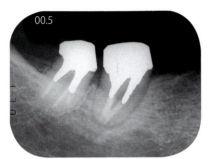
❹ 治療終了後 1 年 7 カ月．⏌7がコアごと脱離．歯根膜腔が拡大している（2000.5）

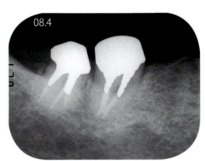
❺ 治療終了後 9 年 6 カ月．⏌7の歯根膜腔の拡大は改善．認知症が始まりブラッシングレベル低下（2008.4）

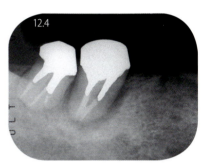
❻ 治療終了後 13 年 6 カ月．⏌7の付着喪失．認知症は急速に進行（2012.4）

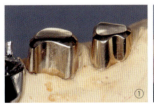
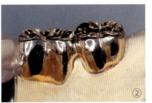
❼ 内冠（①）および外冠（②）内冠製作時から磨きやすい形態を模索

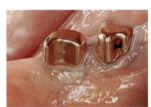
❽ 内冠の状態（1999.1）⏌7の舌側．不器用ながら，なんとか磨いている

❾ 内冠の状態（2008.4）認知症が始まり，ブラッシングが困難になってきた

　下顎第二大臼歯に多く現れる樋状根は，日本人では 30％程度にみられ，近心根と遠心根が頬側で癒合し，舌側では癒合せず，2 根の間に深い溝がみられます．そのため，X 線写真上で 2 根に分岐しているようにみえる下顎第二大臼歯でも，実際には樋状根の場合があるので要注意です．ちなみに，樋状根は下顎第一大臼歯には認められないようです．

　樋状根部分の歯槽骨吸収が進めば，プラークは停滞しやすくなり，スケーリングやSRP 時の器具の到達は非常に困難になります．ましてや，歯根分割や分割抜根ができないので，病変を抱えたまま経過観察に移行することになります．

　私たちができることは，徹底した炎症のコントロールと，補綴が必要な歯であれば舌側の根陥凹部(注)周辺の歯ブラシのアクセスがしやすいような形態を付与していくことです．

Point

- 7̣ は X 線像で 2 根に分岐しているようにみえても樋状根のことがあるので，検査時には注意が必要です．

- 樋状根であれば歯根分割はできないので，治療後も舌側の根陥凹部に病変を抱えたまま経過を観察していくことになります．

- その歯が"補綴が必要な歯"であれば，舌側の形態はできるかぎり歯ブラシの当てやすい形態にしておく必要があります．

Tips! 17
樋状根への補綴

　以下のように，固定性ブリッジの最後臼歯が樋状根で根分岐部病変を抱えていると，補綴物に磨きやすい形態を付与することも難しく，超高齢社会においては"患者さんがいつまで磨けるのか"ということが頭をよぎります．

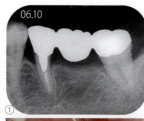
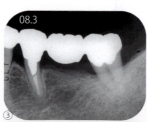
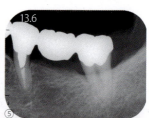
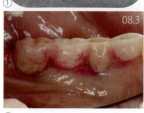
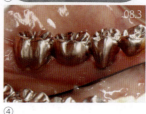
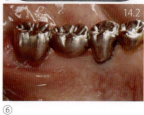

ブリッジを支える樋状根
初診時（2006.10）69 歳，女性．主婦．非喫煙
① 初診時．下顎左側ブリッジに動揺あり．7̣ の舌側中央に 6mm の歯周ポケットあり
② 7̣ の舌側はポケットが残存．磨きやすい形態をテンポラリーで模索
③ 補綴物装着時．7̣ は歯周外科も行っている
④ できるかぎり磨きやすい形態を考えたが，7̣ の歯頸部にプラーク残存
⑤ 補綴物装着後 5 年 3 カ月．7̣ の歯根膜腔の拡大・歯槽骨梁の状況は改善．5̣ の歯根膜腔の拡大も改善
⑥ 以前のブラッシングの状況からすれば，磨こうとしている．樋状根の場合，根分岐部病変を抱えたまま経過観察

Quiz 18

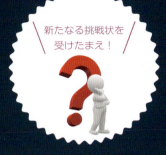

新たなる挑戦状を
受けたまえ！

分かれの予感 第4章
~分かれのとき1

　「分かれぬ理由」（**Q16, Q17**参照）も大切ですが，根分岐部病変がⅢ度まで進行してくると，歯根分割や分割抜根をすることによって，根分岐部病変そのものを除去してしまおうと考える傾向が芽生えてきます．この試みは古くから行われてきたようです．たしかに，根分岐部病変はなくなる可能性があり，清掃性も向上する可能性はあるでしょう．特に下顎大臼歯では，歯根分割することによって，小臼歯2歯になったと考えればメインテナンスもさほど困難ではありません．

　しかし，**歯根分割にしても分割抜根にしても，その後に根管治療や支台築造，補綴処置が控えていることを忘れてはいけません**．歯周病ではなく，"それらの処置"によってかえって歯の寿命を短くしてしまったとすれば，患者さんとの「別れのとき」を迎えてしまいかねません．

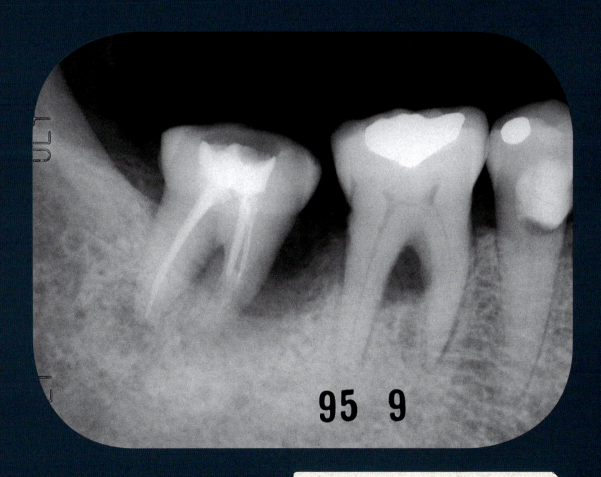

Profile
60歳　女性　主婦　喫煙　全身疾患なし
主訴：右下の痛み　対合歯：あり

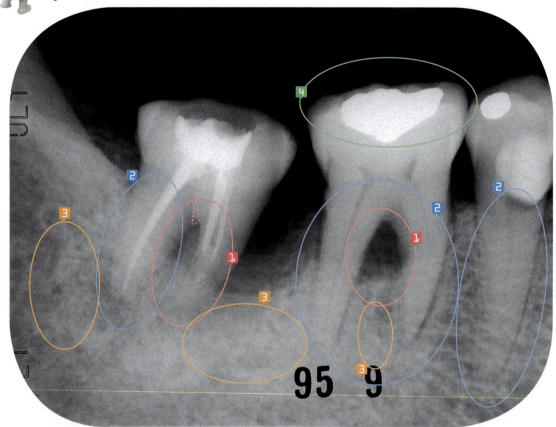

X線写真を観察してみよう！

1. 7̲は，根分岐部から近心根根尖部まで歯槽骨が吸収しています．6̲の根分岐部病変は近遠心の骨レベルとの差があり，力の問題もありそうです．根分岐部の歯槽硬線は消失し，歯周病も進行傾向にあります．7̲のエナメル突起（点線部），6̲近心根分岐部側の歯石もお見逃しなく！

2. 臼歯部全体に歯根膜腔の拡大が認められ，力は相当かかっていそうです．

3. 7̲6̲両歯とも，歯根周囲の歯槽骨梁は不透過性が亢進しており，喫煙者ということも考えると"治りにくい歯周病"かもしれません．

4. 6̲の咬耗もずいぶん進んでいるようにみえます．

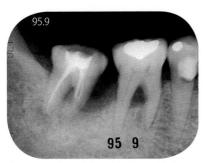
❶ 初診時．6̄は歯根分割，7̄の近心根は早期に分割抜根（1995.9）

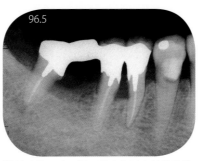
❷ 治療終了時．7̄の遠心根は自然移動後，6̄と連結固定を行った（1996.5）

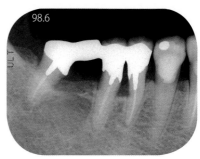
❸ 治療終了後2年1カ月．7̄近心部の骨欠損の改善，6̄の分岐部の歯槽硬線も明瞭化（1998.6）

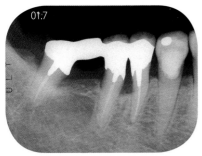
❹ 治療終了後5年2カ月．歯根膜腔の拡大は認められる．6̄の分岐部の歯槽硬線が肥厚傾向（2001.7）

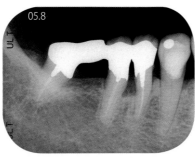
❺ 治療終了後9年3カ月．7̄6̄の歯根周囲の歯槽硬線が肥厚してきている（2005.8）

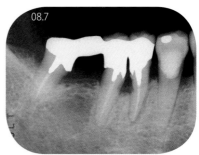
❻ 治療終了後12年2カ月．6̄近心根の歯根膜腔拡大，歯槽骨梁の不透過性亢進．強い力の影響か（2008.7）

　今回は，根分岐部病変を"積極的に除去してゆく方法"を紹介しました．歯周組織の状況から，歯周病が進行傾向にあって，かつ力の問題も大きい，と判断し積極的介入にふみきりましたが，有髄歯でカリエス傾向の低い6̄に関しては介入に迷うところです．
　歯根分割に関しては，歯周病の状況・根分岐部の骨吸収の形態・残存支持骨量を考えながら判断しますが，"患者さんのブラッシング能力"も重要な決定因子になります．これは，装着する補綴物の根分岐部内のマージン設定の難しさや，磨きやすい形態付与が困難なことを思うと，長期安定に欠かせない要素になるからです．
　この患者さんは不器用で，治療終了後も根分岐部内にプラークが残存していることがたびたびありました．6̄の力の問題を咬合調整でしのいで，分割しない方針で歯髄を残す，という選択肢もあったかもしれません．

Quiz 18

Point

- 根分岐部病変を改善する方法として「歯根分割」や「分割抜根」がありますが，カリエスもない有髄歯の場合，患者さんの理解が得にくいので十分な説明が必要です．

- 歯根を分割した時点で，「根管治療」や「補綴処置」という別の問題が生じてきます．分岐部側の補綴物の適合や，歯根形態による補綴物の複雑な形態には十分な配慮が必要です．

- 分割する基準として，"患者さんのブラッシング能力"も重要なファクターです．同時に，"補綴物の精度"も大切です．磨きにくい部分に精度の低い補綴物を装着すれば，結果は明らかです．

参考文献
1) 千葉英史．エンド・ペリオ病変の鑑別診断．BASIC Periodontics 1．医歯薬出版，1999．

Tips! 18
下顎根分岐部病変のパターン

千葉は下顎の根分岐部病変を，「根分岐部の骨吸収」と「周囲の歯槽骨の骨吸収」の状況から4つのパターンに分類しています[1]．

① **水平型**：「根分岐部内の骨レベル（歯槽骨頂）」と「近遠心の骨レベル（歯槽骨頂）」が同じように水平に吸収している場合で，有髄歯では非分割で経過観察，失活歯では清掃性向上のため歯根分割を選択する場合もありますが，経過は安定しています．

② **すり鉢型**：自然移動を行い，水平型に近づけることができれば，対応は易しくなります．

③ **斜面型**：一方の歯根周囲の骨吸収が進行している場合で，条件の悪い歯根を抜根する可能性が高くなります．

④ **谷　型**：「根分岐部内の骨レベル」と「近遠心の骨レベル」に大きな高低差がある場合で，対応に迷うケースです（**Tips! 22** で解説）．

対応が易しい順に並べると，「水平型」→「斜面型」→「すり鉢型」→「谷型」となるでしょう．

①水平型　②すり鉢型　③斜面型　④谷型

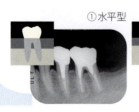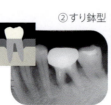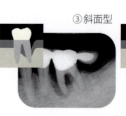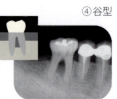

Quiz 19

分かれの予感 第4章
〜分かれのとき2

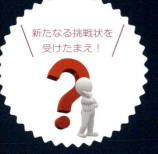
\新たなる挑戦状を受けたまえ！/

　前問（**Q18**）は，下顎大臼歯の根分岐部病変への対応として「歯根分割」「分割抜根」を紹介しました．下顎大臼歯は，X線写真で根分岐部病変の状況をある程度把握でき，最終補綴物は形態が複雑になる傾向はあるものの，歯根分割・分割抜根のパターンは3種類[*]しかありません．

　それに比べ上顎大臼歯は大変です．根分岐部は3カ所あり，X線写真では根が重なり合って根分岐部病変がとらえにくくなるばかりではなく，歯根分割・分割抜根のパターンは10種類[*]に増え，ことはより複雑になります．

　歯根分割したまま3根を保存していくことは，プラークコントロールの困難性を考えると選択しにくく，いずれかの歯根を抜根していくことが多いでしょうが，どの歯根に「別れ」を告げるかは，少しつきあってみないことには決められないかもしれません．

[*]くわしくはP.86で解説

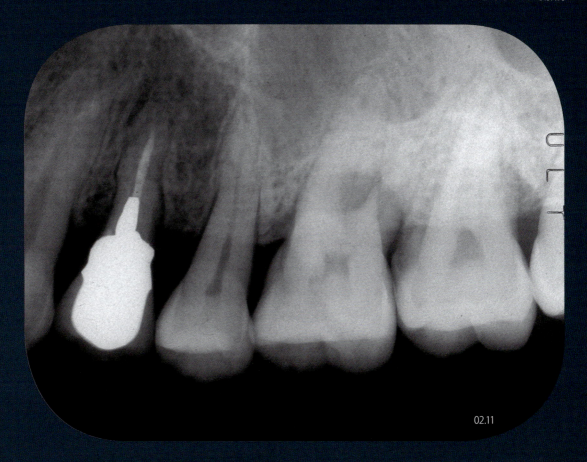

02.11

Profile
50歳　女性　会社員　喫煙　全身疾患なし
主訴：咬合時違和感　対合歯：あり

79

どんな
ディスカッションが
できたかな？

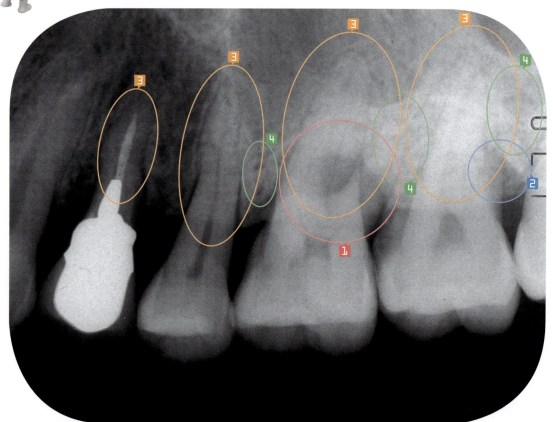

X線写真を観察してみよう！

1. |6は，頰側2根の分岐部から遠心頰側根・口蓋根分岐部にかけて，大きな透過像が確認できます．近心頰側根・口蓋根の分岐部の歯槽骨がダメージを受けているかどうかは確認しにくい状況です．根分岐部の歯槽硬線は消失し，歯周病の進行性も高そうです．分岐部内の骨欠損形態を把握するのはとても難しいことです！

2. |7の遠心部に垂直性骨欠損があります．根分岐部病変の有無を確認しておきましょう．

3. 左上臼歯部は全体的に歯根膜腔が拡大しています．大臼歯部の骨欠損からも，大きな力がかかっていることが想像できます．|4は歯根吸収をしているようにもみえます．歯根周囲の歯槽骨梁はX線の不透過性が亢進しており，喫煙者ということも考えると"治りにくい歯周病"かもしれません．

4. 歯槽骨梁のX線像は不透過性が亢進しているので，やはり力の問題はありそうです．

Quiz 19

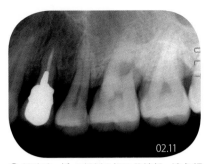

❶ 初診時．6̲の頬側2根の分岐部，遠心頬側根・口蓋根の分岐部にはⅢ度の根分岐部病変を確認（2002.11）

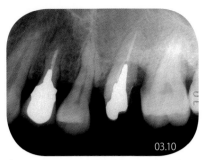

❷ 遠心頬側根の分岐部側に深い歯周ポケット．力の解放を行い，歯周外科時に遠心頬側根を抜根（2003.10）

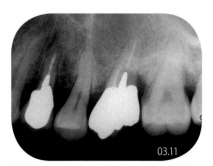

❸ 補綴物装着時．動揺は少なく単冠で対処可能と判断（2003.11）

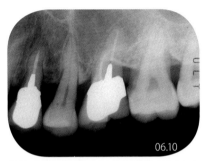

❹ 治療終了後2年11カ月，当初，目立たない部分はメタルで対応したが患者の希望で補綴物変更（2006.10）

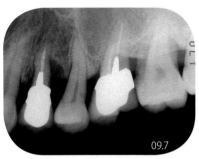

❺ 治療終了後5年8カ月，6̲は安定している．左下に介入できず補綴物への側方力が排除しきれず4̲に歯周病が進行（2009.7）

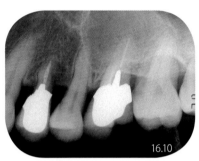

❻ 治療終了後12年11カ月，6̲は落ち着いているが歯根膜腔の拡大は認められ，力の影響は残っている（2016.10）

　今回は上顎大臼歯の根分岐部病変への対応として「分割抜根」を紹介しました．上顎大臼歯の場合，どの歯根を抜根するかの判断は非常に難しく，各歯根周囲の骨形態・支持骨量・動揺度を検討して判断していますが，明確な答えはないのかもしれません．また，下顎大臼歯に比べ，分割抜根後の補綴物形態は間違いなくプラークコントロールが難しいものになります．患者さんのブラッシング能力は下顎よりもいっそう重要視され，病態以上に大きな決定要素になるかもしれません．

　本症例では，炎症のコントロールと併行して咬合調整を行い，最終的には歯周外科時に遠心頬側根の分岐部側において，根尖付近まで歯槽骨が吸収しているのを確認してから，抜根を決めています（❷およびTips! 19参照）．患者さんのブラッシングが悪ければ，近心頬側根も抜根して，もう少しシンプルな形態にしたはずです．メタルボンドを選択できたのも，術後10年近く経っても変わらない"患者さんのブラッシングレベルの高さ"と"モチベーション"によるものなのです．

Point

- 上顎大臼歯の根分岐部病変への対応として分割抜根を行えば，補綴物の形態はより複雑になり，患者さんに高いブラッシング能力が備わっていることが前提になります．ブラッシングが悪ければ，歯根分割や分割抜根を避けたほうがよい場合もあります．

- 特に，頬側根2根のうち1根のみを抜根した場合，その部分が歯列から凹状になり，ブラッシングはかなり困難になります．補綴物の形態もテンポラリーの段階で十分検討する必要があります．

Tips! 19
分割歯の補綴処置

　歯根分割や分割抜根を行う場合，患者さんには，①カリエスのない，歯周病の自覚症状のない歯を切削・抜髄する可能性があること，②分割・抜根しても動揺が残ったり，歯質に不安があれば隣在歯へ介入して連結固定する可能性があること，③長期間，高いブラッシングレベルを維持する必要があること，④多大な労力を費やしても短期間で抜歯になる可能性もあること，を理解してもらわなければなりません．

　ましてや，上顎大臼歯の分割抜根の場合，単冠で処置できたとしても，補綴物は天然歯とは全く異なる形態になります．「磨けない（清掃が難しい形態となる）」という理由で分割抜根を選択しないことも十分ありうる話です．

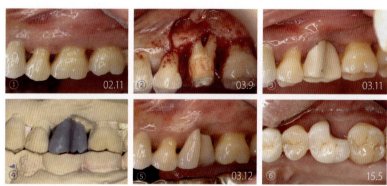

Q19の症例の治療経過
① 6┘は遠心頬側根分岐部側で根尖付近までプローブが入る．カリエスのない歯に介入する際，患者の意識と理解度を確認する
② 外科時に抜根と判断．補綴物は磨きにくい形態になるので患者のブラッシング能力を確認
③ テンポラリーで咬めるか磨けるかを確認．患者には，動揺が残った場合に隣在歯への介入や抜歯の可能性も伝える
④ 複雑な形態なので仮のワックスアップを歯科技工士にしてもらい形態確認
⑤ 患者は白い冠を希望．ブラッシング能力の高さからポーセレンで築盛可能と判断
⑥ 装着後11年6カ月．複雑な形態で長持ちさせるにはブラッシングレベルの維持が不可欠．1歯の根分岐部病変でも，歯科医師・歯科衛生士・歯科技工士・患者のコミュニケーションが必要

Quiz 20

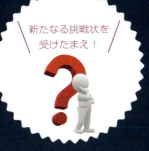

新たなる挑戦状を受けたまえ！

分かれの予感 第4章
～分かれのとき3

　今回は，上顎大臼歯の根分岐部病変への対応としての「分割抜根」，第二弾です．

　前問（**Q19**）で，上顎大臼歯の歯根分割・分割抜根のパターンは10種類あると述べましたが，分割抜根に限っていえば6パターンあります（**P.86 図参照**）．それぞれの歯根の**歯周組織の状況と患者さんのブラッシングレベルによって，どの歯を残すかを決めています**が，多くの場合，頬側2根を残すか，もしくは口蓋根1根を残すかを選択しています．特に，その歯が大きな**補綴物の支台歯になるような場合は，より安全に，より磨きやすく**，という意識が術者に働くようです．

　今回の症例では，上顎大臼歯の口蓋根のダメージをX線写真から読み取りましょう．カリエスのない有髄歯ですから，患者さんに切削・抜髄・分割抜根を受け入れてもらうためには十分な情報伝達が必要です．

　くどいようですが，私は"できるだけ分割しない"というスタンスで日々診療しております！

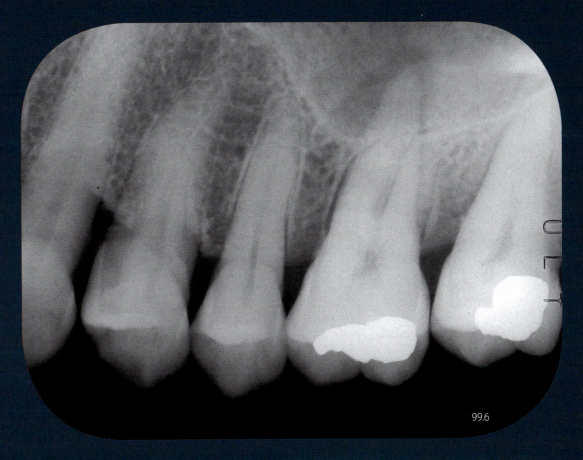

99.6

Profile
53歳　女性　会社員　非喫煙　全身疾患なし
主訴：右上の違和感　対合歯：あり

どんな
ディスカッションが
できたかな？

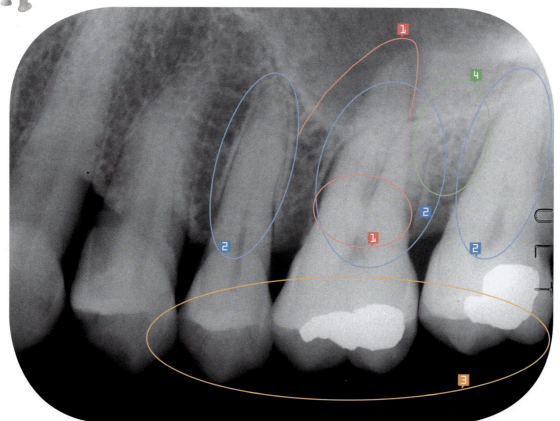

X線写真を観察してみよう！

1. 気になるのは6|の口蓋根を覆うようなX線透過像です．このような像は，口蓋根周囲の歯槽骨がダメージを受けていると考えてよいでしょう．ここまで進行していると，頬側根と口蓋根の根分岐部病変は進行しており，頬側2根の分岐部も影響を受けている可能性が高くなります．プロービング時にしっかり確認しましょう！

2. 1のような状況の際，力の問題を考慮する必要があります．左上臼歯部全体の歯根膜腔が拡大しているので，大きな力がかかっていることが推察されます．

3. その割には，咬耗はあまり進んでおらず，切り立った咬頭の様子を見ると，クレンチングをしていることが推察されます．

4. 歯槽骨梁のX線の不透過性も亢進しています．

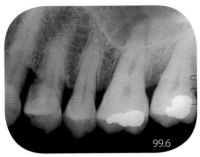
❶ |6 の口蓋側歯肉は腫脹し排膿している．炎症は急性期（1999.6）

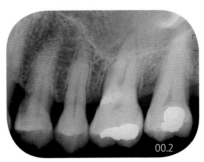
❷ 咬合調整を行い，歯周ポケットの洗浄．急性症状が治まってから SRP へ移行した（2000.2）（2000.6 治療終了）

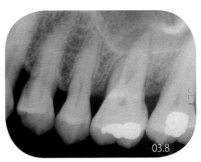
❸ 治療終了後 3 年 2 カ月．|6 の歯肉再腫脹．口蓋根のダメージが進行し分割抜根へ（2003.8）

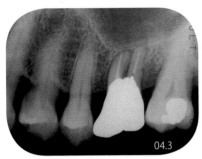
❹ 治療終了後 3 年 9 カ月．頬側根を保存し単冠処理．歯根膜腔は拡大（2004.3）

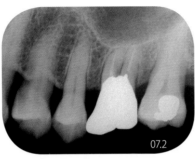
❺ 治療終了後 6 年 8 カ月．頬側 2 根の根分岐部病変を抱えたまま経過観察（2007.2）

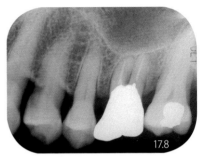
❻ 治療終了後 17 年 2 カ月．歯根膜腔の拡大や動揺度を抱えたまま経過している（2017.8）

　前問に引き続き，上顎大臼歯の分割抜根です．今回の主眼は，ダメージを受けた口蓋根の X 線像です．よく覚えておいてください．本症例の初診時（❶）は，炎症は急性期の可能性があり，口蓋根周囲の透過像も大きく見えます．咬合調整と炎症のコントロールで，口蓋根周囲の透過像は縮小しました（❷）．しかし，数年後には再発しています（❸）．このような像を示す場合，頬側の根分岐部病変も進行していることが多く，たとえ頬側根の保存ができたとしても，磨きにくい環境のなかで根分岐部病変を抱えたまま対応することになります（❹〜❻）．

　さらに，頬側根単独では動揺が抑えられない場合や十分な咀嚼機能を回復できないときには，隣在歯を取り込んで連結冠になってしまう可能性もあります．長期的に考えれば，"抜歯してブリッジにしたほうがかえって安定するのではないか" という意見も否定しにくくなってきます．

Point

- 上顎大臼歯の口蓋根がダメージを受けている場合の，X線写真像を認識しておきましょう！

- 上顎大臼歯頬側2根を残す場合，すでに頬側2根の分岐部にも病変が進行していることがあります．

- 口蓋根がダメージを受けている場合，力の問題を抱えていることが多く，補綴処置は単独では済まずに隣在歯に介入することもあるので，分割抜根する前に，患者さんに伝える必要があります．

Tips! 20
歯根分割・分割抜根のパターン

「下顎大臼歯」の歯根分割・分割抜根のパターンは「3種類」しかありません．
一方，「上顎大臼歯」は根分岐部が3カ所あり，歯根分割・分割抜根のパターンは「10種類」に増え，より複雑になります．

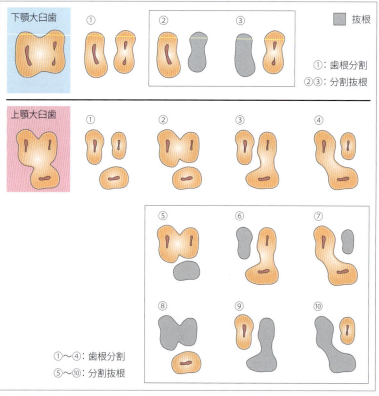

図 歯根分割・分割抜根のパターン

Quiz 21

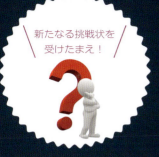

新たなる挑戦状を
受けたまえ！

分かれの予感 第5章
〜分かれ話は最後に

　3回にわたって出題した「分かれのとき」(**Q18〜Q20**)では，"根分岐部病変を抱えた有髄歯"を取り上げました．有髄歯を取り上げた理由は，術者が歯根分割や分割抜根を考えるとき，"有髄だから介入しにくい"という話をよく耳にするからです．それは「むし歯のない歯を削って神経を取るということには，患者さんの理解が得られにくい」ということでしょう．すなわち，"根分岐部病変"という病態だけをみて**処置方針を決定しているわけではない**，ということになります．慢性疾患である歯周病ではありがちなことですが，病変が大きくなればなるほど，その後の対応に苦慮する可能性は否定できないわけですから，"有髄であることのメリット"は今後より重視していくべき検討課題でしょう．

　さて，今回の症例ですが，あなたなら歯根分割や分割抜根をしたほうがいいと考えますか？　「分かれ話」を切り出すのは，案外難しいものです．

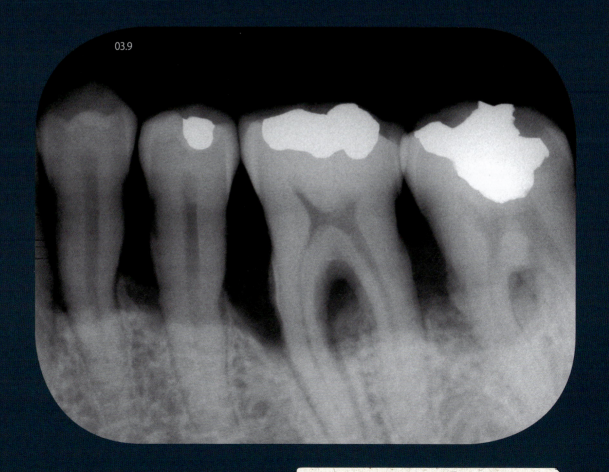

Profile
56歳　男性　会社員　非喫煙　全身疾患なし
主訴：左上の咬合痛・対合歯：あり

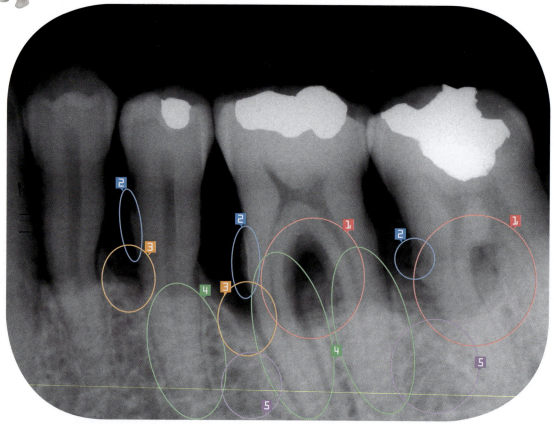

X線写真を観察してみよう！

1 ⎿67 には大きな根分岐部病変が認められます．根分岐部内の骨形態も複雑で，力の問題がありそうです．

2 歯根面には大きな歯石が付着しています．⎿56 は，板状に広範囲に付着しています．

3 ⎿56 の近心には垂直性骨欠損があります．⎿6 の骨欠損は，欠損の深部は3壁性骨欠損，上部は2壁性から1壁性の骨欠損が疑われます．

4 左下臼歯部では歯槽頂部の歯槽硬線が消失し，歯周病の進行性も高そうです．歯根膜腔の拡大が認められるので，力の問題はありそうです．

5 歯槽骨梁のX線の不透過性も亢進しています．ただし，炎症でも歯槽骨梁は白く濁っているようにみえることがあるので，「力」が原因，と決めつけないほうがよいでしょう．

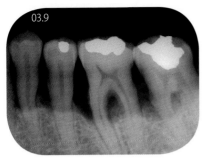
❶ 初診時．歯科衛生士には当初から |67 とも大臼歯の自然移動を示唆（2003.9）

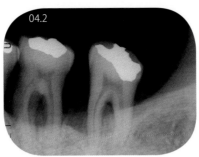
❷ 対合歯の治療を行いながら自然移動．明らかに触知できる歯石は除去（2004.2）

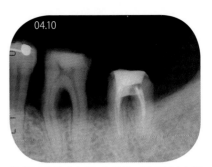
❸ |7 は歯髄炎を起こし抜髄．動揺減少と歯槽骨梁像の改善後，外科治療（2004.10）

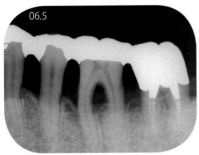
❹ 連結範囲を |45 まで延長し，動揺の減少を確認した後，最終補綴物に移行（2006.5）

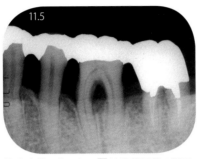
❺ 治療終了後5年．|6 は歯槽硬線の肥厚・歯根膜腔の拡大がみられる（2011.5）

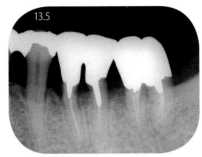
❻ 治療終了後7年．何とか有髄で対応してきた |6 に歯髄炎が発症，歯根分割を行い再補綴（2013.5）

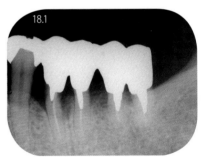
❼ 治療終了後11年8カ月（2018.1）．2014年6月に |7 に P 急発が起こり歯根分割，下顎左側小臼歯から大臼歯まで再補綴

　根分岐部病変を抱えた大臼歯では，力の関与を疑うことがあります．特に，根分岐部内の骨形態が複雑に吸収していれば，疑いは深まります．その場合，炎症のコントロールとともに，咬合調整や歯冠を大きく削合することで，力がかからない状況を作ってゆきます．

　かつては力の解放の際には抜髄もやむをえないと考えていましたが，現在では，咬合調整からスタートして，できるかぎり有髄歯のまま対応しています．つまり，力への対応の第一歩として，有髄歯であることを重視しています．

　本症例では，|7 は治療途中で歯髄反応が出てしまい抜髄となりましたが（❸），|6 は有髄歯のまま治療を終了しました．それから約7年後，痛みという形で「分かれ話」がもちあがりました（❻）．

Point

- 根分岐部病変を抱えた大臼歯において，力のコントロールとして自然移動を行う場合も，できるかぎり有髄歯で対応します．

- 自然移動中はポケット底までのSRPはすぐには行わず，明らかに触知できる歯石を除去し，急性炎症を起こさないように注意しましょう．

- 動揺の減少や歯槽骨のX線像の改善をみながら，SRPの時期を決めましょう．

- 根分岐部内のカリエスが心配なので，メインテナンス時には必ずチェックしましょう！ 特に，根分岐部内をオーバーインスツルメンテーションした際は，カリエスリスクは高まります．

Tips! 21
分割する前に補綴精度を！

　歯根分割時には，歯根（根分岐部の天蓋部にあたる部分）に余剰部分を残さないよう注意し，有鈎短針などで確認しながら除去します．この部分が残存すると，清掃性の向上を目標に歯根分割を行ったにもかかわらず，プラークの停滞部位を作ってしまうことになります．根分岐部側の補綴物のマージンは，術者が任意に決定するもので，その設定の難しさや適合精度の難しさはいわずもがなです．

　さらに，分割した歯根同士や隣在歯と連結する可能性も考えると，自院の補綴物の精度に不安があるなら，歯根分割は避けたほうががよいかもしれません．

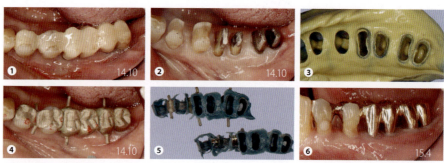

Q21の症例の連結固定
① 歯髄炎やP急発で補綴を再構築．分割，歯周治療，自然移動後，テンポラリーで再度連結範囲を検討．小臼歯までテンポラリーで固定して動揺改善
② 4歯だが，分割しているので実際には6歯分の連結になる．形成は何度も歯科技工士と確認
③ 補綴物の精度が維持できるかが問題．正確な印象採得が必要になる
④ ワンピースキャストでは無理なので口腔内で各パーツを試適，精度を確認後，ピックアップ印象
⑤ 鑞着前・鑞着後の適合診査
⑥ 最終補綴物装着時の左側方観．連結範囲は再構築前と同様になった．分割歯の補綴処置は難しい

Quiz 22

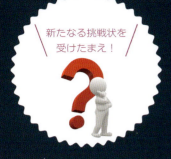

新たなる挑戦状を
受けたまえ！

分かれの予感 第6章
～もう1つの分かれぬ理由

　『分かれの予感』の最終章は，お伝えしそびれたもう1つの"分かれぬ理由"で締めくくります．これまで**分かれぬ理由**として，**①有髄歯であること，②分割後の根管治療・支台築造・歯冠修復の難しさ**，をあげてきました．しかし，よく考えてみると，上記2つの理由は根分岐部病変という病態が根拠になっていません．根分岐部病変の進行具合や病変の大きさによっても治療方針は左右されるはずです．

　今回の症例は，下顎大臼歯の決して小さくはない根分岐部病変です．Lindhe & Nyman の分類（**P.66 図**）ではⅢ度です．さらに，垂直方向へも破壊が進んでおり，Tarnow & Fletcher の分類（**P.70 図**）では grade B でしょうか．周囲をよく見てみると，近遠心の歯槽骨頂と根分岐部の歯槽骨頂に大きな差があります．さて，あなたならどうしますか？

　あとに控える困難な状況を思い浮かべながら「分かれ話」を切り出さないのは，大人の選択かもしれませんね．

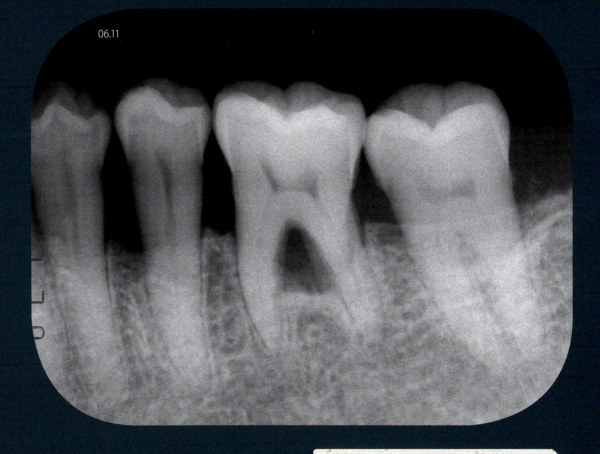

06.11

Profile
62歳　女性　主婦　喫煙　全身疾患なし
主訴：歯の隙間が気になる　対合歯：あり

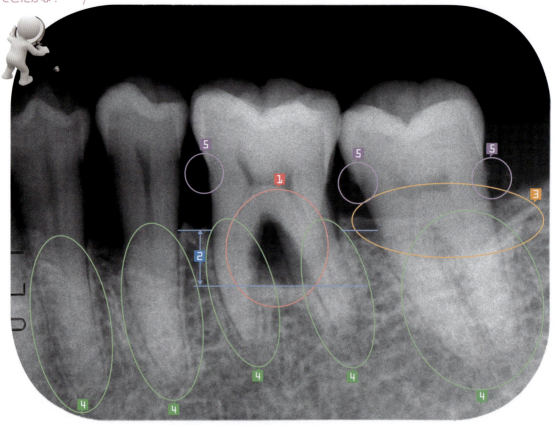

X線写真を観察してみよう！

1. ⎿6にはⅢ度の根分岐部病変が認められます．垂直方向への歯槽骨の破壊も進んでいます．歯根の離開度も大きく，歯根分割は難しくなさそうです．

2. 近遠心の歯槽骨頂と根分岐部の歯槽骨頂の高さに大きな差があり，力の問題が疑われます．根分岐部の歯槽硬線は明瞭ですが，肥厚しています．

3. ⎿7には小さなすり鉢状の骨欠損があります．根分岐部のチェックも忘れずに．

4. 小臼歯も含め，歯根膜腔の拡大が認められます．歯槽骨梁の不透過性の亢進は低いので，歯周組織の反応は悪くないかもしれません．

5. 歯石も見逃さないようにしましょう．

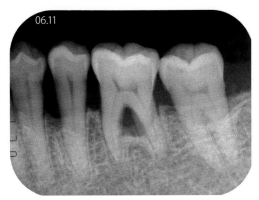
❶ 初診時．「6分岐部側には深い部分では舌側で7 mm，頬側では5 mmの歯周ポケットが存在（2006.11）

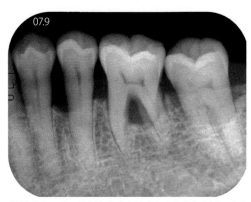
❷ 治療終了時．歯科衛生士には当初から「非分割で咬合調整，SRPが中心」と伝えていた（2007.9）

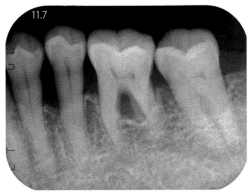
❸ 治療終了後3年10カ月．根分岐部には5 mmの歯周ポケットが残存．根分岐部の歯槽硬線に変化（2011.7）

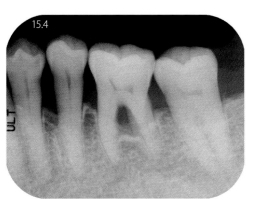
❹ 治療終了後7年7カ月．歯周ポケットは残ったままだが歯槽骨は安定傾向（2015.4）

　歯根分割や分割抜根の目的は，歯質，ときには歯髄，歯根を犠牲にして根分岐部病変をなくし，メインテナンスしやすい環境を得ることです．しかし本症例のように，近遠心の歯槽骨頂と根分岐部の歯槽骨頂に大きな高低差がある場合，歯根分割をするだけでメインテナンスがしやすい歯周環境を得ることができるでしょうか？　答えは"No"です．歯根分割だけでは，たとえ根管治療や補綴処置をクリアしたとしても，歯肉の位置は最終的には近遠心の骨頂に合わせて整ってくるので，分岐部面には深い歯周ポケットが残ります．つまり，メインテナンスがしやすい状況とはいえません．それを回避するには，歯を挺出させて分岐部の骨レベルを上げ，さらに，近遠心根に余分に添加した骨を外科的に削除しなければければなりません（P.94 図-B）．

　本症例では，有髄であるとともに根分岐部病変の状況を考え，非分割で力のコントロールとして咬合調整を行い，SRPに移行しました（❶，❷）．根分岐部病変を抱えたままですが，歯根膜腔の拡大や歯槽硬線の肥厚は改善傾向にあると考えています（❸，❹）．「7の歯槽骨も改善していますね．

Point

- 近遠心の歯槽骨頂と根分岐部の歯槽骨頂に大きな段差がある場合，歯根分割だけでは，最終的には根分岐部側に深い歯周ポケットが残存することになります．

- このような段差がある場合，力の問題がある可能性があります．

- 歯牙移動を行えば歯槽骨のレベルを整えられる可能性もありますが，移動量が大きくなり，現実的ではない場合があります．

- 歯根分割をしても深い歯周ポケットが残るようであれば，歯根分割の要否が問われます．有髄歯であればなおさらです．

- 有髄歯の場合，咬合調整を行いながらSRP中心の対応になります．必要に応じて外科処置を行います．

Tips! 22
歯根分割後の様相 〜谷型は分割？ 非分割？〜

Tips! 18（P.78）では下顎の根分岐部病変の4つのパターンを紹介し，「谷型」が対応に悩むパターンで，その理由についても解説しました．もう少しわかりやすいように，実際の症例をみてみましょう．「谷型」の根分岐部病変は，力の影響があるといわれています．歯根分割をしても，しなくても，根分岐部側に深いポケットが残るとしたら，力への対抗手段として，有髄歯のままであるほうが賢明な選択かもしれません．

① 谷型の根分岐部病変にSRPを実施．根分岐部に歯肉退縮
② 起炎物質の除去を目的に歯周外科．歯肉はさらに退縮
③ 近遠心の歯槽骨頂に歯肉の高さが揃い，根分岐部側には歯周ポケット

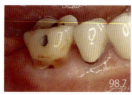
① SRP後

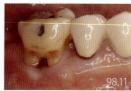
② 術後

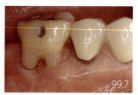
③ 治療後

図 歯根分割後の様相（近遠心骨と分岐部歯槽骨の段差がある場合）
A：谷型の根分岐部病変は，歯根分割だけでは，歯肉の位置は最終的に近遠心の高い骨頂に合わせて整ってくるため，分岐部側には深い歯周ポケットが残る
B：歯周ポケットを除去するには，歯根を大きく挺出させて外科を行い，骨レベルを揃えなければならない

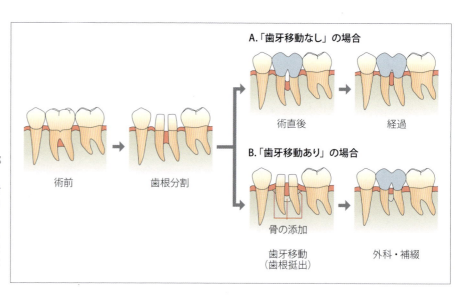

Quiz 23

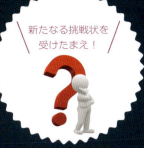

新たなる挑戦状を受けたまえ！

七か八か（しちかばちか）
〜その1

　『分かれの予感』シリーズ（**Q15〜Q22**）は何ともマニアックになっており，「わかりにくい」というご意見を受けました．

　そこで今回は初心に返って出題します．|7のカリエス処置を行いたいのですが，|8の影響で|7遠心の歯槽骨の吸収がかなり進んでいます．|8を抜歯したのち|7のカリエス処置を行う，という処置方針でよいのでしょうか？

　ちなみに「一か八か」は，結果がどうなるか見当もつかないが運を天に任せて思いっきりやってみること，という意味ですが，「七か八か」は天に任せてやってみるというわけにはいかないでしょう．

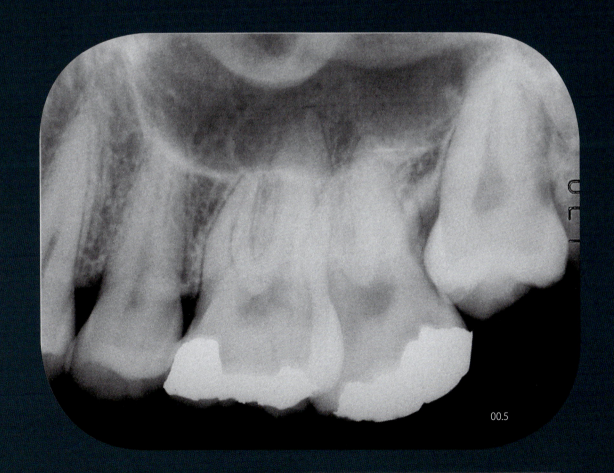

00.5

Profile
31歳　女性　会社員　非喫煙　全身疾患なし
主訴：左下がときどき痛い

どんな
ディスカッションが
できたかな？

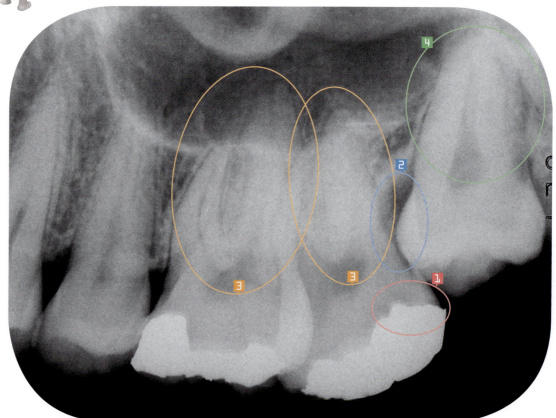

X線写真を観察してみよう！

1. 適合不良な修復物の下部にカリエスが確認できます．遠心部には|8 が近接しており，ブラッシングも困難です．

2. |7 の遠心部の歯槽骨は吸収が進んでおり，根分岐部にも及んでいるかもしれません．歯根吸収が起こっている場合もあります．|8 との接触部位ではカリエスの存在も疑われます．

3. 臼歯部では，小臼歯も含めて歯根膜腔の拡大が認められます．特に，大臼歯で拡大傾向が強いので，強い力がかかっているかもしれません．

4. |7 に比して，|8 の歯周組織のほうが健常に近いかもしれません．

Quiz 23

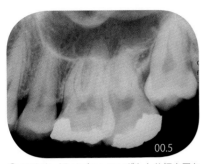
❶ 初診時．7┘はブラッシングも十分行き届かない（2000.5）

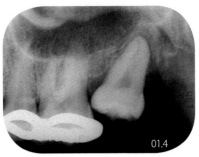
❷ 7┘抜歯後，56┘にクラスプ様の装置をつけて8┘をゴムで牽引し大きく挺出（2001.4）

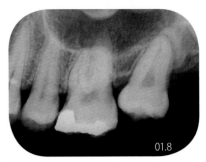
❸ 8┘は挺出傾向が強かったので，矯正装置を外し自然移動（2001.8）

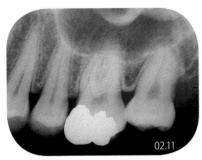
❹ 自然移動で68┘のコンタクト回復．その後，経過観察（2002.11）

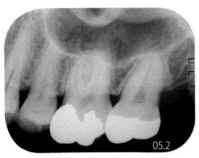
❺ 8┘は2003.12にアンレーを装着，積極的に咬合接触させる．写真は装着後1年2カ月（2005.2）

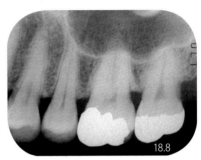
❻ アンレー装着後14年8カ月．歯根膜腔の拡大は改善している（2018.8）

　今回は，「7┘を抜歯して8┘を歯牙移動した」というのが答えです．7┘と8┘の歯根，および歯周組織の状況を比較して，より健康度の高そうな8┘を保存しました（❶～❻）．
　8┘を抜歯しての7┘歯周治療・カリエス処置を行う，という選択肢も決して間違っているとはいえませんが，患者さんの年齢で67┘部にインレーが装着され，すでに二次カリエスに冒されているとなれば，カリエスアクティビティの高さは疑いの余地がありません．
　さらに，ブラッシングのアクセス自体が難しくなりそうな歯冠形態・遠心の歯槽骨の状況で，新たな修復物を装着するにしても，遠心隣接面を取り込むようであればその適合さえ難しくなってきます．仮に根分岐部病変を抱えているようであれば，ブラッシングの難易度はいわずもがなでしょう．
　伝え聞いたことですが，このような智歯の動きは上顎では起こりやすく，下顎では起こりにくいそうです．
　「抜歯」という行為は，患者さんにとっては大きな出来事です．七か八かは，一か八かでやってはいけません．

Point

- 上顎智歯の影響で手前の上顎第二大臼歯（7）の遠心歯槽骨が吸収し，かつ歯根にも悪影響を及ぼしているような場合，両者の健常度を比較し，どちらを保存するか検討しましょう！

- 智歯（8）を抜歯して 7 を保存した場合，7 遠心の歯周ポケットの確認が重要です．深い歯周ポケットが残れば，メインテナンスによるチェックは欠かせません！

- 上顎の場合，この症例のように 7 を抜歯した後，智歯が移動しやすいといわれています．

Tips! 23
MTM は創意工夫

　Q23 の症例では，「どんな装置を使っているのですか？」という質問をよく受けます．ご要望にお答えして，装置を紹介しておきましょう．

　56 にフックを付与したキャストクラスプのような装置を製作します．智歯にはリンガルボタンを接着し，両者をパワーチェーンで結び，挺出させました．智歯が動き始めたら装置を外し，自然移動させてゆき，最終的には歯冠修復を行い咬合に参加させました．

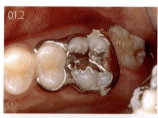
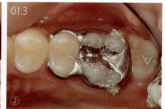
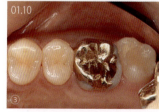
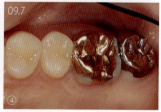

① クラスプのような装置を作り，8 を挺出させる
② 8 は短期間で動き始める
③ 歯が動き始めたら装置を外し，自然移動させる
④ アンレー装着後 5 年 7 カ月．咬合接触はアンレーにて回復

Quiz 24

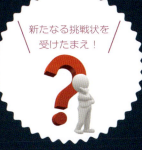

七か八か (しちかばちか) 〜その2

前問（**Q23**）のX線写真クイズは，いかがでしたか？　臨床における"疑似体験"というのは，自身のステップアップには大切なことです．**ダイナミックに移動していく智歯，それに伴って変化していく歯周組織の様子から歯根膜の力を擬似体験してみてください．**というわけで調子に乗ってもう1回，「七か八か」でいってみます．

今回は 8| 部の歯肉の腫脹を主訴に来院した患者さんです．X線上では 7| の遠心部の歯槽骨が大きく吸収しているようにみえます．8| を抜歯して 7| の歯周治療を行うという処置方針はいかがでしょう？

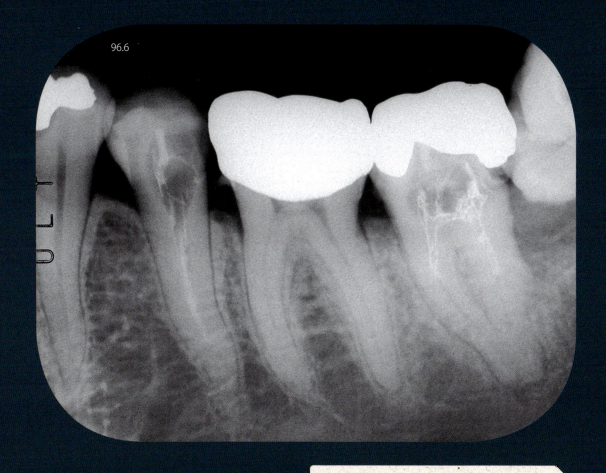

Profile
38歳　女性　主婦　非喫煙　全身疾患なし
主訴：左下の歯肉が腫れた

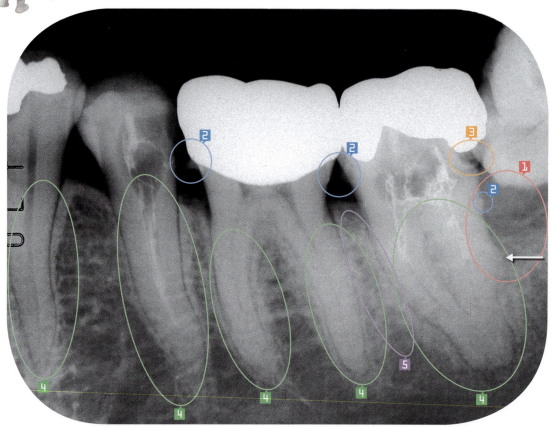

X線写真を観察してみよう！

[1] 7┘の遠心に大きな垂直性骨欠損が確認できます．X線写真上では，矢印部分（←）まで歯槽骨が吸収しているようにみえます．

[2] 隣接面に大きな歯石が確認できます．6┘近心には不良補綴物のマージン部に沈着しています．7┘の遠心部にも歯石様のX線像が認められます．

[3] 7┘の補綴物不適合部から二次カリエスになっています．8┘をそのままにして7┘の補綴をするのは困難であることを物語っています．38歳で，この補綴状況はカリエスアクティビティが高いといっていいでしょう．

[4] 臼歯部全般に歯根膜腔の拡大が認められます．力の問題がありそうです．

[5] 歯槽骨梁の不透過性が亢進しています．歯槽硬線も臼歯部全体で拡大傾向です．

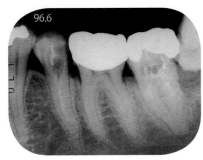
❶ 初診時．7遠心部の歯肉は腫脹し排膿していた（1996.6）

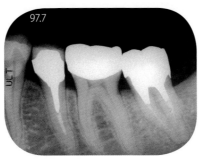
❷ 治療終了時．8抜歯時に，7の遠心面の明らかにわかる歯石は除去（1997.7）

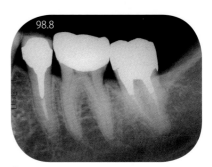
❸ 術後1年1カ月．7の遠心部歯槽骨は回復傾向（1998.8）

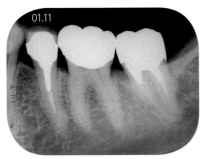
❹ 術後4年4カ月．7の遠心部には小さな垂直性骨欠損が残存している（2001.11）

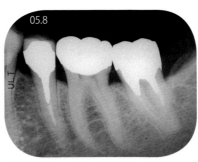
❺ 術後8年1カ月．7の遠心の骨欠損は縮小傾向（2005.8）

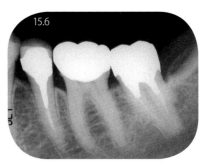
❻ 術後17年11カ月．7の周囲の歯槽硬線・歯槽骨梁は初診時に比して大きく改善（2015.6）

　「七か八か」第2弾は，8を抜歯して7を保存しました．ここでは7の遠心の歯槽骨を観察してみましょう．7遠心部は初診時に急性炎症を起こしており，大きな骨欠損は急性期にみられるX線像の透過性が亢進した状態かもしれません（❶）．

　このとき，7遠心部には6mmの歯周ポケットが存在しましたが，急性期には深い歯周ポケットもよくみられます．X線写真では歯根膜がどこまで歯周病に冒されているのか，言い換えると，"どこまで健康なのか"はわかりません．このような場合は，健康な歯根膜を傷つけないように歯肉の炎症を軽減させた後，8を抜歯，7の遠心面は触知できる歯石があれば除去して経過観察後，再度歯周ポケットを測定してからSRPに移行します（❷）．

　術後，約1年経過すると遠心歯槽骨は回復してきているようにみえますが，小さな垂直性骨欠損は認められます（❸）．患者さんがメインテナンスに応じてくださるのが不規則なこと，手先が不器用であることを考えると不安を残しています（❹〜❻）．

　伝え聞いたことですが，7遠心の骨欠損は治りやすいことが多いようです．ご自身の患者さんでも確認してみてください．SRPの威力を見せるチャンスかもしれません！

Point

- しつこいようですが，急性炎症時のX線像は透過性が亢進して病変が大きく見えますので慌てないように．急性炎症が落ち着いてきたら，もう一度調べましょう．

- 7̄の遠心面が汚染されているのか視診でわからないときは，不用意にSRPをせず経過をみてみましょう！

- 下顎の場合，7̄の遠心部垂直性骨欠損は回復しやすいようです．

Tips! 24
下顎第二大臼歯の遠心骨欠損は治りやすい

昔，先輩から「下顎第二大臼歯の遠心骨欠損は治りやすい」と教えられました．もちろん，骨欠損形態などにもよりますが，臨床実感としてはうなずける事象です．

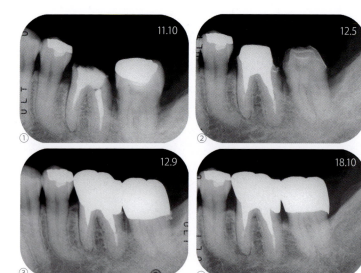

初診時（2011.10）49歳，女性．自営業．非喫煙
① 初診時．7̄の遠心には8mmの歯周ポケット．大きな3壁性骨欠損が確認できる．X線写真の位置づけが悪い
② 7̄は自然移動しながらSRP．その後，歯周外科へ移行
③ 補綴終了時．歯が動き始めたら装置を除去し自然移動させる
④ 補綴終了から6年1カ月．大きな垂直性骨欠損は改善している．近心骨の変化にも注目

Quiz 25

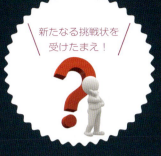

新たなる挑戦状を
受けたまえ！

罪と罰
〜その1

　歯科医師，歯科衛生士にとって「徹底的に歯の保存にこだわる」ということはぜひ，若いうちに経験してもらいたいことです．その理由は，第一に生体のもつ治癒能力の高さを知ってもらいたいからです．しかし，同時に「治らない」という治癒能力の限界を知ることも必要です．

　病気をみる視点も大切ですが，術者は「私なら残せる」，「ボクにはとても残せない」という**自身の経験と能力に応じた「保存の限界」つまり，「治せない」という物差しももっていなければなりません**．

　ん？　また語ってしまっている……．

　クイズにいきましょう！　「6の近心根は抜根でいいですか？　「5は保存可能でしょうか？

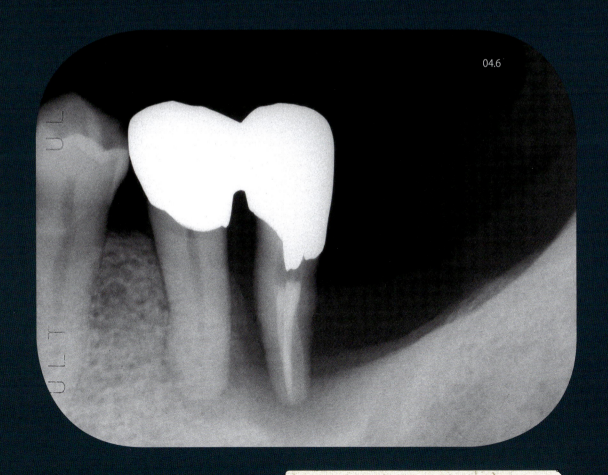

04.6

Profile
63歳　男性　会社役員　非喫煙　全身疾患なし
主訴：左上前歯の動揺

どんな
ディスカッションが
できたかな？

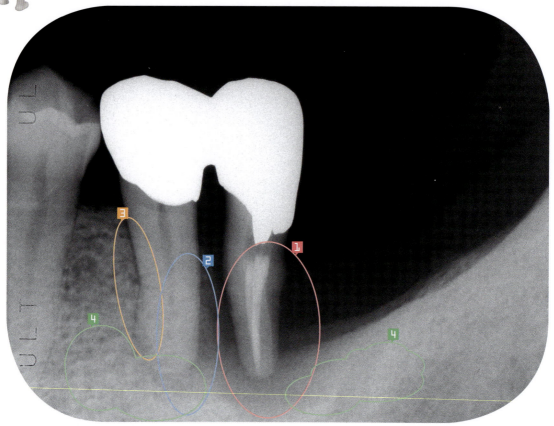

X線写真を観察してみよう！

1. 6｜近心根は，根尖周辺部まで大きな透過像に覆われ，保存は難しい状況です．

2. 6｜近心根の影響からか，5｜遠心部から根尖部にかけても大きな透過像が認められ，歯槽骨は吸収しているようにみえます．歯根膜へのダメージはX線写真では確認できません．

3. 5｜は近心の歯根膜腔に拡大が認められます．歯槽硬線は不明瞭です．

4. 5｜根尖部周囲，6｜近心根から欠損部顎堤にかけて歯槽骨梁の不透過性が亢進しています．炎症の影響でしょうか？

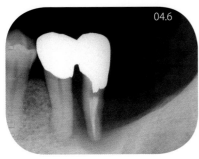
❶ 初診時．6⎤の近心根を覆う大きな透過像は 5⎤の遠心部にも波及しているようにみえる（2004.6）

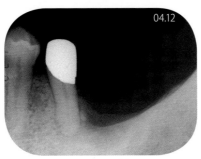
❷ 6⎤の近心根を抜根し，5⎤の遠心の骨を守る選択をした．有髄歯なので仮内冠装着（2004.12）

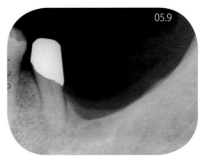
❸ 治療終了時．5⎤の遠心骨は回復傾向．義歯の支台歯なので歯根膜腔の改善は困難？（2005.9）

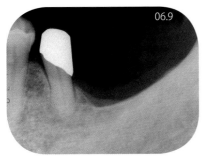
❹ 治療終了後1年．歯根膜腔の拡大あり，歯槽硬線はまだ不明瞭（2006.9）

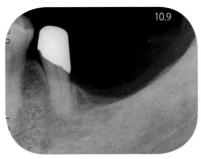
❺ 治療終了後5年．歯根膜腔の拡大は改善傾向．歯槽硬線・歯槽骨梁も改善（2010.9）

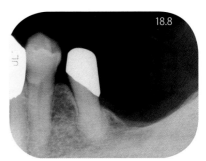
❻ 治療終了後12年11カ月．5⎤の歯根膜腔・歯槽硬線・歯槽骨梁は安定傾向（2018.8）

　6⎤の近心根は全周7〜8mmの歯周ポケットが存在し，根尖部まで付着を喪失していたため早々に抜根に踏み切りました（❶）．この部位はX線写真撮影時には腫脹・排膿しており，炎症は急性期で，5⎤の遠心部に及ぶ大きな透過像はその影響でしょう．ちなみに，5⎤の遠心部には歯周ポケットはありませんでした．6⎤近心根を抜根することにより，5⎤の遠心歯槽骨の回復を期待しました．

　抜根後，炎症が急性期を過ぎると，5⎤の遠心部に歯槽骨が写ってきます．遠心部の歯根膜は大きなダメージを受けていないことがわかります（❷〜❹）．治療終了後5年経過時には，歯根膜腔の拡大は改善し，歯槽硬線の明瞭化・歯槽骨梁のX線透過性が増してきています（❺）．12年11カ月後には，さらに安定傾向が高まり欠損部顎堤の歯槽骨梁も変化してきています（❻）．お気づきとは思いますが，5⎤はパーシャルデンチャーの支台歯になっています．このような歯周組織の改善が起こるには，「動きの少ない義歯」を作ることが重要になります．覚えておいてください．

　今回は，「抜歯は罪か？」という内容なのですが，タイトルが大袈裟すぎました．あしからず……．

Point

- 重度歯周病罹患歯の場合，その歯の保存よりも，隣在歯を守るために抜歯したほうがいいこともあります．

- 抜歯の根拠として，当該歯，およびその隣在歯の歯周組織の診断が大切です．

- 歯周病罹患歯を義歯の支台歯とする場合，「動きの少ない義歯」を装着することが重要です．

Tips! 25
一次固定と二次固定

　歯周病により歯槽骨が吸収し，歯周靱帯の弛緩が起こると，歯に動揺が生じます．その原因には，炎症性因子と外傷性因子が考えられます．炎症のコントロールを行い，動揺が改善してゆく症例であれば炎症性因子が強く，支持骨量に応じて生理的な動揺に収束できれば，歯を固定する必要性は低くなります．しかし，動揺が残存もしくは増加してしまうようであれば，力のコントロールを行い，さらなる動揺の改善を試みます．力のコントロールを行っても動揺が収まらない場合に，固定の必要性を考慮していくことになります．

　固定方法は，その時期によって「暫間固定」と「永久固定」に分類され，さらに両者とも「固定式」「可撤式」の装置に分類されています．

　固定式装置は，セメントを介したインレーやクラウン・ブリッジによる固定で「一次固定」とよばれ，可撤式装置は，セメントを介さないテレスコープ，アタッチメント，クラスプなどの装置を用いて固定する方法で「二次固定」とよばれています．

① 重度歯周病で喫煙者，ブラキサーで，固定式補綴物を希望
② 歯周組織の反応の悪さ・歯質の悪さから歯列を1/3単位で分け連結固定
③ 1/3単位で分けて最終補綴物をセメント合着．連結範囲が広いほど一次固定は困難

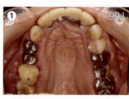 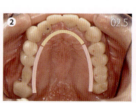 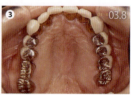

一次固定
初診時（1998.12）49歳，男性．自営業．喫煙者

① 初診時，3歯を失い固定式補綴物は不可能な状況になる
② できるだけ動きの少ない義歯を目指し，テレスコープタイプを選択
③ テレスコープ義歯の二次固定効果を期待するとともに，プラークコントロールと術後対応のしやすさも視野に入れ欠損補綴を選択

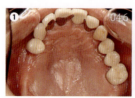 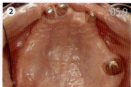 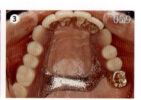

二次固定
初診時（2004.6）63歳，男性．会社役員．非喫煙

Quiz 26

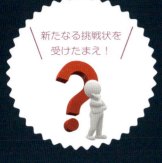

新たなる挑戦状を受けたまえ！

罪と罰
～その2

　振り返ってみると **Q23** から抜歯の連続です……．改めてお断りしておきますが，決して抜歯を推奨しているわけではありません．前問（**Q25**）でも触れたとおり，「歯の保存」にこだわるという経験は，歯科医師にとっても歯科衛生士にとっても必須事項と考えています．その経験のもとに，術者は，自身の抜歯基準なるものを形成していくのでしょう．

　「残しましょう」という提案は，どんなに経験が浅い術者が言っても了承されますが，**「抜きましょう」という提案は，ベテランの術者からの発信であっても患者さんにはなかなか理解されにくいものです**．

　今回は，残存歯があと3歯になってしまった症例です．1̄，あなたならどうしますか？

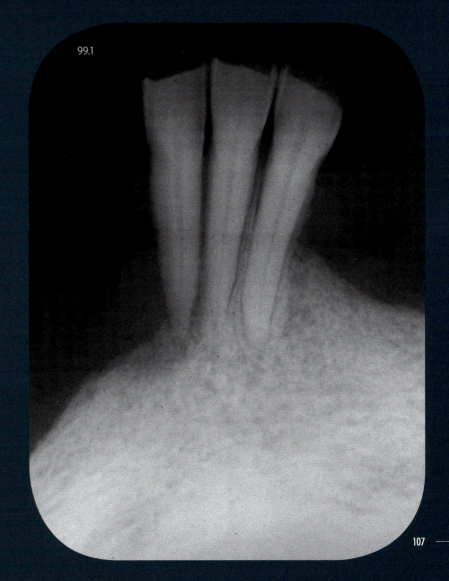

99.1

Profile
77歳　女性
主婦　非喫煙
全身疾患なし
主訴：下の入れ歯が
　　　合わない

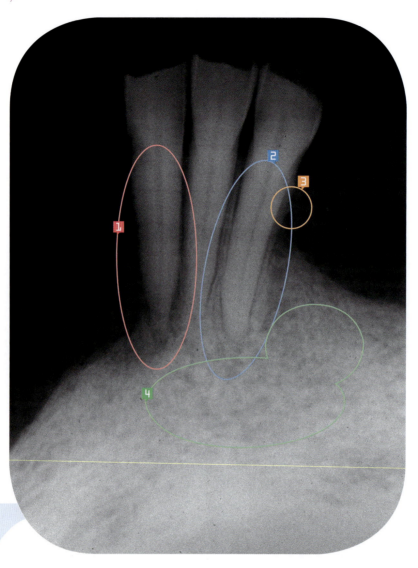

X線写真を観察してみよう！

1 ｜1の遠心部歯槽骨は吸収し，根尖付近まで喪失しています．近心の歯槽突起部の状態は，｜1の根が近接していてわかりにくいです．

2 ｜12とも歯根膜腔が拡大しており，不適合義歯の影響が出ているようです．歯槽硬線は肥厚しているようにみえます．

3 ｜2の遠心部には歯石様のX線像が確認できます．

4 残存歯根周辺の歯槽骨梁の不透過性が亢進しています．

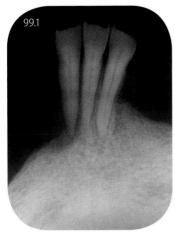
❶ 初診時．歯肉は腫脹し，義歯の装着時に痛みがあった（1999.1）

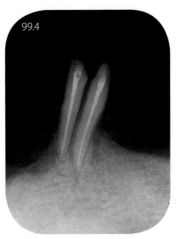
❷ 1̄を抜歯し，残存歯2歯は歯質・歯髄を犠牲にしてテレスコープ支台とした（1999.4）

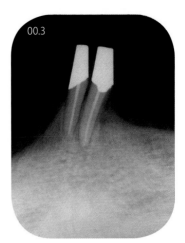
❸ 治療終了時．1̄の近心歯槽骨がみえてきた（2000.3）

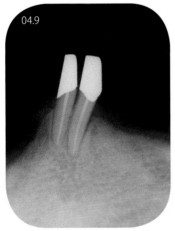
❹ 術後4年6カ月．経過は落ち着いているが，歯根膜腔は拡大，歯槽硬線肥厚（2004.9）

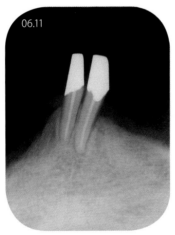
❺ 術後6年8カ月．歯根膜腔の拡大，歯槽硬線肥厚は改善しない（2006.11）

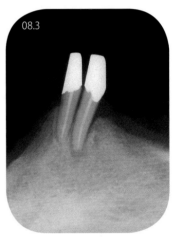
❻ 術後8年．軽度の認知症でブラッシングレベルは低下，2̄の動揺が強い（2008.3）

　義歯の鉤歯である 1̄ は，歯周病に加え不適合義歯によって揺すられ，遠心歯槽骨が著しく吸収していました（❶）．この歯を保存して新たに補綴設計を行い，鉤歯として再利用していくのはたいへん難しく，処置方針は迷うところです．

　もう1つの悩みの種は，近心歯槽骨の状況です．1̄ と ̄1 は歯根近接しており，X線写真では近心隣接面の歯槽骨が残っているかどうかがわかりにくい状況です．また，プローブは歯根近接のために挿入できませんでした．

　本症例では 1̄ の近心歯槽骨，すなわち ̄1 の近心根歯槽骨を守るために 1̄ を抜歯しました．鉤歯の歯周組織を安定させながら咀嚼機能の回復をはかるために，歯質や歯髄を犠牲にしてテレスコープタイプ（二重冠方式）の義歯を装着しました（❷，❸）． ̄1 の近心歯槽骨は経年的にボリュームを増し，驚くほどの回復ぶりです．義歯装着後4年を過ぎると，歯根膜腔の拡大や歯槽硬線の肥厚が確認され，力がかかっていることがうかがえます（❹，❺）．8年後には加齢とともにブラッシングが不十分になり， ̄2 の保存が難しくなってきました（❻）．「下顎は総義歯にしない」というもくろみに陰りがみえてきました．"**いつか磨けなくなる日**"が迫っています．

Point

- 歯根近接も処置方針を迷わせる1つの要因です．無理に保存することが，残存歯を脅かす結果になりかねません．

- 高齢者の場合，残存歯に対する思い入れが強い方がいます．抜歯・切削・抜髄はより慎重に説明しましょう．

- 欠損歯列において「下顎を無歯顎にしない」という目標は，患者さんのQOLを考えるとたいへん重要です．

Tips! 26
二次固定が最適な症例とは 〜少数歯残存症例と二次固定〜

　欠損が進行し"残存歯数が10歯以下"になってくると，大半の症例は咬合支持を喪失し，受圧条件はよくないものの加圧する対合歯がないので，安定した経過をたどることが多いようです．

　永田は，残存歯が10歯以下を「少数歯残存症例」と定義し，残存歯が多い場合よりも補綴の自由度が高いため，理想的な補綴設計が行えることが多く，おおむね10年は安定した経過が得られていると述べています[1]．

　また治療方針としては，原則として残存歯をテレスコープタイプにして，義歯に必要な3要素（支持，把持，維持）を歯にも担わせ，側方的なガイドを重視して義歯の負担を少なくするべきとしています．筆者も少数歯残存症例は，テレスコープ義歯の最適症例と位置づけ，二次固定効果を期待しています．

参考文献
1) 永田省藏. 患者さんに喜ばれる少数歯残存症例のトリートメント. 医歯薬出版, 2011.

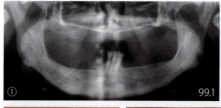
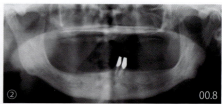
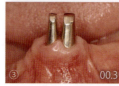
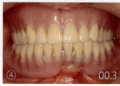
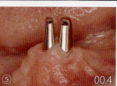

Q26の症例の治療経過．初診時77歳，女性，主婦．非喫煙
① 下顎義歯の不具合を主訴に来院
② 下顎にはテレスコープ義歯を装着
③④ 下顎は残存歯の動揺もあり，顎堤の吸収も激しく，二次固定効果を期待
⑤ 頬側の支台歯周辺は床を解放し，歯肉の状態も改善

Quiz 27

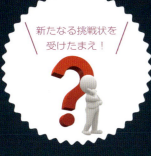

新たなる挑戦状を
受けたまえ！

遠い夜明け

　いよいよ最終問題です．このクイズを開始したときから，最終問題はこの症例と決めていました．

　本症例は当時，卒業して6年目の歯科衛生士が担当しました．おそらく，患者対応だけでなく，X線写真の見方やSRPのスキルも未熟なときでしょう．いま思えば，彼女のひたむきな情熱が患者さんを引きつけたのかもしれません．

　当医院では慢性疾患である歯科疾患に対峙したときに，**①集められた資料からできるかぎり病態を把握すること**，**②必要最小限の治療を心がけること**，**③経過観察を行い検証すること**，という3つの目標を掲げています．確認はしていませんが，本症例は，彼女が3つの目標をおおいに実感した症例ではないでしょうか．さらに言えば，いまなお彼女が経過を追い続けていることが，多くの歯科衛生士へのエールになると思い，本クイズの締めくくりに紹介させていただきます．

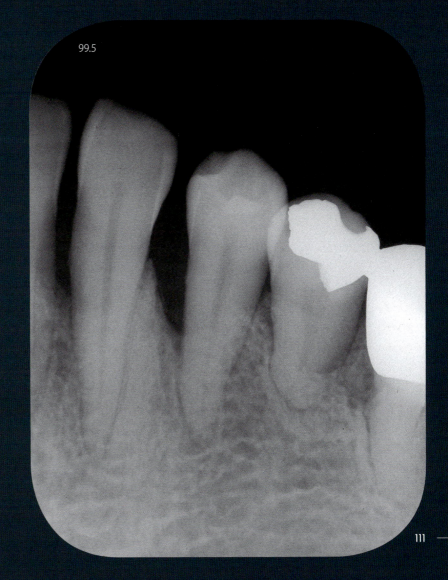

Profile
51歳，女性　自由業
非喫煙　全身疾患なし
主訴：下顎前歯歯肉
　　　の腫脹

どんな
ディスカッションが
できたかな？

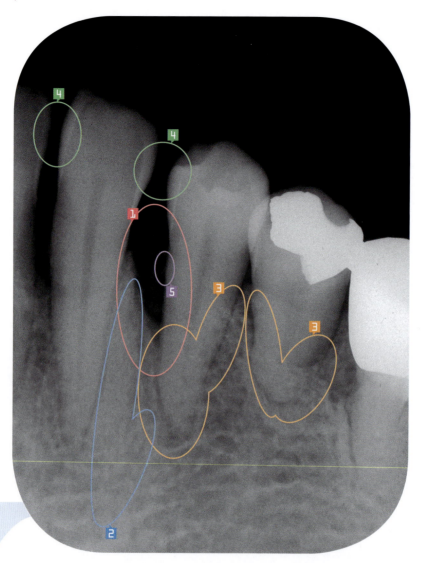

X線写真を観察してみよう！

1. ⌐4の近心に垂直性骨欠損があり，歯周ポケット底付近は3壁性骨欠損，骨欠損の上部に向かって1壁性骨欠損のようにみえます．

2. ⌐3の遠心の歯槽骨は，歯槽骨梁の不透過性の亢進が強く，歯槽硬線は判別できません．力の影響かもしれません．⌐3の歯根膜腔は拡大しています．

3. ⌐45は歯根膜腔の拡大が認められます．支持骨量に比して，歯根膜腔が拡大しているのか，支持骨量からみればこの程度の拡大はやむなしと考えるか，判断に迷います．

4. 歯周病が進行して歯が移動し，歯間離開が起こっています．

5. ⌐4の近心歯根面に歯石が確認できます．

Quiz 27

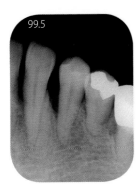

❶ 初診時.「4 の近心に垂直性骨欠損.一見すると力の問題がありそうだ（1999.5）

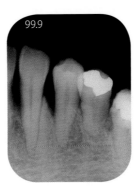

❷ 歯周基本治療後，「4 は天然歯なので咬合調整は行わず，炎症のコントロールを重視した（1999.9）

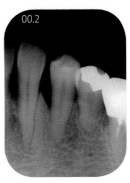

❸ 治療終了時.近心の骨欠損形態は変化しているようにみえる.歯根膜腔の拡大が改善している（2000.2）

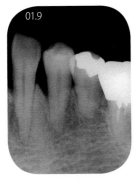

❹ 術後 1 年 7 カ月.「34 間の歯槽骨梁が変化してきている.歯が動いているのがわかる（2001.9）

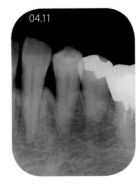

❺ 術後 4 年 9 カ月.「34 間の歯槽骨梁は透過性がさらに亢進.「5 の遠心骨の変化にも注目（2004.11）

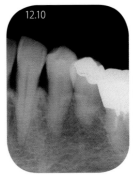

❻ 術後 12 年 8 カ月.「34 間は歯槽硬線も明瞭化.歯はさらに移動し安定傾向（2012.10）

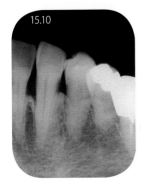

❼ 治療終了後 15 年 8 カ月.❻より約 3 年間未来院であったが歯槽骨の状態は安定している（2015.10）

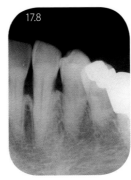

❽ 治療終了後 17 年 6 カ月.咬合調整を行っていない「3 は初診時に比して咬耗しているが，歯槽骨は改善している.改めて炎症性因子が優位だったことがわかる（2017.8）

　「4 の近心部垂直性骨欠損，「3 の遠心部歯槽骨梁の状況をみると，力の問題がありそうな雰囲気です（❶）．しかし，「34 は健全歯で，安易に切削はできそうにありません．まずは炎症のコントロールを優先して SRP を行いました（❷，❸）．

　炎症の改善に伴い，垂直性骨欠損，歯槽骨梁は変化し，術後 4 年 9 カ月後には「3 遠心部の歯槽硬線が判別できるようになり，歯槽骨梁の X 線透過性が亢進しています（❹，❺）．また，まるで力のバランスをはかるように歯が移動していき，歯間離開が閉鎖した部位もあります（❻，❼）．術後 17 年 6 カ月には，「4 の垂直性骨欠損は骨の修復が起こったようにみえます（❽）．歯槽硬線，歯槽骨梁，歯根膜腔の拡大も改善し，初診時に抱いたイメージよりも力の問題は少なかったことが想像できます．

　一見すると，力の問題がありそうな歯周病でも，炎症性ファクターが優位な症例があり，炎症のコントロールのみで歯周組織が大きく改善していくことがあります．本症例はまさにそういった症例で，歯科衛生士が治した歯周病です．数年はかかるかもしれませんが，SRP の威力を実感すれば，歯科衛生士としての夜明けはそう遠くはありません．

Point

- 一見，力の問題がありそうなX線像でも，炎症性因子が優位な症例があります．

- 炎症の改善に伴い，まるで力のバランスをはかるように歯が移動していく場合があります．

- SRPで垂直性骨欠損，歯槽硬線，歯槽骨梁は改善します．SRPの威力を認識しましょう！

- 規格性のある精度の高いX線写真を経年的に撮ることが，歯周治療には必要です．

Tips! 27
炎症のコントロールと歯の移動

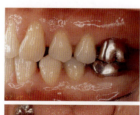 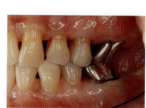 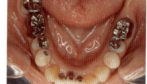
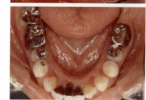 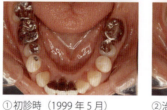 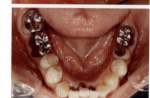

①初診時（1999年5月）　②治療終了時（2000年2月）　③治療終了後17年（2017年7月）

Q24の症例の口腔内写真による経過
① 初診時．歯周病の進行により歯が移動し，数カ所で歯間離開．みずみずしい歯肉で炎症が表面に現れているので治りやすそうな歯肉である
② 治療終了時．歯周病の進行部位は歯肉が退縮している．炎症のコントロールとともに歯が移動している．咬合調整はほとんど行っていない
③ 治療終了から17年以上経過．まるで力のバランスをとるように歯が移動．歯間離開部位は閉鎖，もしくは狭くなっている．メインテナンス間隔が空いても，来院してくれれば大きく崩れないと考えている

COLUMN 2

"アナログ派"の つ・ぶ・や・き

　昔は,「あなたの診療室は手現像ですか？ それとも自動現像機を使っていますか？」という問いかけをしていたものですが,最近ではほとんどの新規開業歯科医院ではデジタルX線装置を設置するので,「アナログですか？ デジタルですか？」と聞いたほうがよいのかもしれません.

　現像処理は,質の高い規格性のあるX線写真を得るための重要なステップです.当医院では開業以来,手現像で行っています.その最大の理由は,画質に応じて現像時間や液温を微調整でき,安定した画質を得ることができるからです.暗室の必要性や人手・時間の問題もありますが,医院の基本システムとなっています.当医院では,パノラマX線写真も現像できるように大きな液槽を使用し,現像液・定着液はメーカーの指示どおりに作製して,液を馴染ませるために半日以上おいてから使用しています.現像液の劣化は,液量・液温・室温・現像枚数によって左右されますので,画質の変化を見逃さない努力が必要で,交換時期を誤らないことが重要です.現像液の交換時には,コントラストチェッカーを使用し,安定した現像条件が得られるようにしています.

　現像温度・時間は,教科書的には20℃,5分間ですが,忙しい日常臨床では,それだけの時間を費やすことは困難で,現像液の温度をやや高めに設定して現像時間を短縮しています(夏はアイスノンで温度を下げ,冬はヒーターを入れて液温を維持しています).現像時は,フィルムを傷つけないように自動現像機用のホルダーを改造し,5枚程度のX線写真を同時に処理してゆきます.そして,通法に従って,現像・水洗・定着・水洗・乾燥を行います.定着後の水洗不足は,経年的に変色の原因になるといわれており,流水下で30分程度,水洗しています.また,水洗後はフィルム用水切剤ドライウエル(富士フイルム)を使用して,乾燥時の水滴ムラを防止しています.

　現像状態については,先輩や友人からきれいなX線写真を手に入れ,院内の目標値を設定してレベルアップをはかることも一案です.現像処理時は当然ですが,保存にも気を配り,患者さんに被曝させていることを忘れずに,フィルムに指紋や傷がつかないよう細心の注意を払ってください.

　ただ,現状のデジタルX線システムは進歩しており,被曝量のことも考えれば,やや時代遅れのアナログ派のつぶやきといわれてしまうかもしれません.

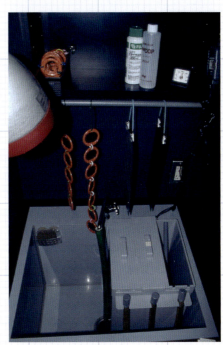

図　筆者の院内の暗室
　現像液槽はパノラマ写真も現像できる大型の液槽(ヨシダ)を使用.X線フィルムは自動現像機用ホルダー(阪神技術研究所)を改造したものに装着して現像.現像・定着液はメーカー指示どおりに作製

X線写真クイズ
1枚のデンタルから何を読み取るか？

How to read & interpret Dental **X**-rays

概論編

How to read & interpret Dental X-rays

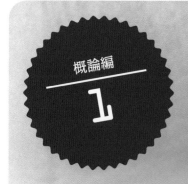

概論編 1

クオリティの高い X線写真の必要性

さっそくですが，下のX線写真をご覧ください．
この患者さんに新たに欠損補綴をする場合，私たちはどんなことを考えるでしょうか？

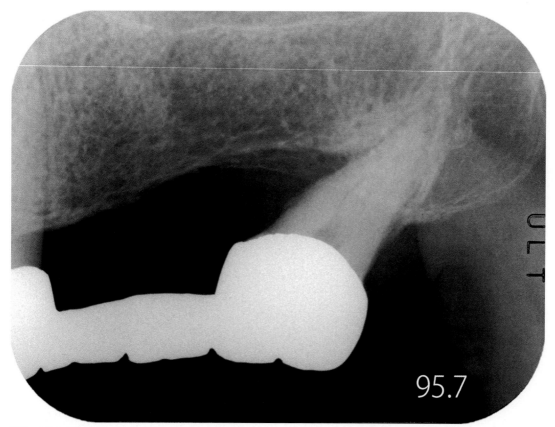

図1 1枚のX線写真から何を読み取るか（48歳，男性）

X 自己研鑽の裏側

　冒頭からさっそくですが，図1のX線写真をご覧ください．この患者さんに新たに欠損補綴をする場合，私たちはどんなことを考えるのでしょうか？「どんな欠損補綴を選択するか」，もしくは「欠損補綴をするためにはどうすればいいのか」といったことが頭をよぎるでしょう．結果として，どのような治療方針を選択したとしても術者の不安はつきないものです．一体，それはなぜなのでしょうか？

　若い術者でも，いまや患者さんの治療が終了すると定期検診（メインテナンス）に移行してゆくのは常識となっています．定期検診は，きれいな言葉でいえば「治療方針の正否や技術の検証」という術者の自己研鑽の色合いが強いでしょう．自己研鑽といえば聞こえはいいのですが，その背景には「再発への不安」がある，といったほうが適切かもしれません．つまり，私たちはずいぶんと若いときから，カリエス，歯周病，欠損歯列といった状態が「長期に永続的であること」「完全に治ることはなく徐々に悪化していく可能性があること」を認識しているようです．特に，"教科書で教えられたマニュアル"から外れてしまう選択をせざるをえない場合はなおさらです．

　図1に戻りましょう．大きく傾斜した智歯を矯正治療で動かそうという提案をしたのですが，40代の多忙な患者さんには受け入れてもらえず，最終的には術者可撤式ブリッジで対応しています．この欠損補綴の選択自体が術者の不安を表していますが，選択の根拠は2つの問題があったからです．第一に，「智歯は傾斜したままでいいのか」，第二に，「近心の骨欠損はそのままでいいのか」という点です．もちろん，大学時代に学んだ補綴学的にも歯周病学的にも好ましくない状況ですが，せめて可撤式ブリッジにして，来院時には磨きにくい智歯の近心部をケアしたい，何かことがあったときには術後対応しやすいようにしておきたい，という術者の思いは伝わるでしょう．

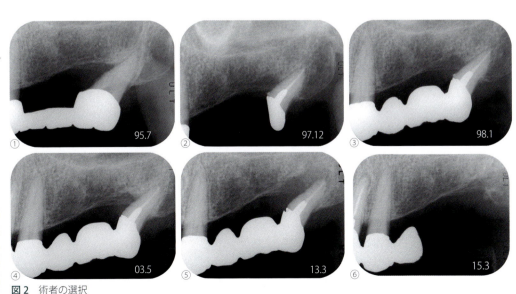

患者：48〜67歳，男性，喫煙者
①初診．患者は既存のブリッジ装着時期を覚えていない
②治療開始．8̲は自然移動させ，歯周治療
③8̲の状況を考え術者可撤式ブリッジを選択
④術後5年4カ月．8̲の歯槽硬線肥厚
⑤術後15年2カ月．8̲は根尖まで骨吸収が進んでいる．抜歯することに
⑥術後17年2カ月．可撤式ブリッジは8̲を切断し，延長ブリッジ形態に変更して使用

図2　術者の選択

臨床記録は，不安な分だけ蓄積されるもので，本症例も資料は豊富です．記録（**図2**）を追ってみると，一時的に智歯周囲の歯槽骨が安定したようにもみえますが，術後5年を過ぎる頃には歯槽硬線は肥厚し，力の影響がうかがえます．その後，智歯の歯周組織は徐々に悪化し，約15年後，抜歯に至りました．

決して，この処置方針がよかったといっているわけではありません．マニュアルから外れることがあっても，長持ちする生体の可能性を紹介したかったにすぎません．しかし，術者の本音を言えば，「きちんと治療ができているか自信がない」，これが真理なのかもしれません．

X 密室の決断

図1，2は，若かりし頃の未熟な筆者が欠損補綴として「術者可撤式ブリッジ」を選択した症例です．臨床の現場では，私たちはさまざまな場面で決断を迫られます．個人開業医の多い歯科医師の場合，その決断は常に診療室という密室でなされます．さらにいえば，決断の根拠は自身の経験に基づくことがほとんどで，経験を支える技術の評価も密室での「自己評価」によるものです．「自己評価」のハードルをどの程度の高さに設定するかは術者次第で，レジン充填の仕上がりにしても，支台歯形態の良否も，印象採得の明瞭・不明瞭にしても，「これで良し」と決めるのは孤独な術者です．

しかし，経験の浅い若い術者は，いつしか密室でなされた診断や治療方針の選択に不安を抱くようになります．その決断にバイアスがかかっていないか，多くの臨床医が納得できる範疇にあるのかが知りたくなり，やがて，声に出しておうかがいを立てる機会の必要性に迫られます．

X 会話のマナーを

「右上3の遠心の垂直性骨欠損が……」などと言葉をいくら連ねても，臨床の迷いや悩みは伝わらず，誰かに迷いや悩みを聞いてもらうためには自身の臨床をさらけ出さなければなりません．そのためには，基礎資料が揃っていて，技術的なベースも整っていなければなりません．若い術者には，技術的なベースをあるレベル以上にすることは難しいかもしれませんが，せめて基礎資料を整備することによって，臨床上の問題を明らかにすることは可能でしょう．口腔内写真もままならずというあなた，X線写真ならどうですか？　これが整わなければ，私たちは仕事にならないでしょう．

開業医の集まりであるスタディグループは，日常臨床の迷いや悩みを解決する場として生まれたという経緯があります．そこでは，術者のバラツキや，医院の地域性に伴う患者さんのバラツキを超えて討論しなければなりません．しかし，臨床記録や基本技術といった“臨床のベース”さえ共有していれば，インプラントの話題でも，顎関節症やMTMの話題でも，違和感なく受け入れられるでしょう．

X線写真や口腔内写真は，さしずめ歯科臨床を語るための“会話のマナー”であり，“質問のルール”でもあるはずです．

概論編 1　クオリティの高いX線写真の必要性

クオリティの高いX線写真とは

　X線写真は，歯科臨床において誰もが手にできる「客観的情報源」です．たとえば，あなたはブラッシング指導やSRPを行うときにX線写真を見ていますか？　口腔内を見たり，プロービング値を計測するだけでは，歯肉縁下の複雑な歯根の形態や骨欠損の状況を把握することは困難です．そこに，X線写真という情報を加えることによって，初めて三次元的に想像し理解することができます．X線写真を見ることなくSRPを行うと，付着を破壊したり，歯根を削りすぎてしまったり，治る可能性のあった骨欠損を台無しにしてしまう危険すらあります．

　では，「質の高いX線写真の要件」とはどのようなものでしょうか．クイズ編・**Q1**でも解説したとおり，第一は，「診断できるX線写真であること」です．フィルムが正確に位置づけられ，X線が適切な照射方向から適切な照射量が照射されており，確実な現像処理が行われ，コントラスト・黒化度が適正なX線写真をいいます（**図3**）．具体的にいえば，エナメル質と象牙質の境界がきちんと観察できたり，歯槽硬線や骨梁の様子がわかり，プロービング値などを照合して骨形態の三次元像を想像できるようなX線写真です．

　第二に，「経時的に比較できる安定性（規格性）」を備えていることです．慢性疾患である歯科疾患では，術者の診断・治療の正否は時間的な経過を見なければ判断できません．その意味で，X線写真は唯一の検証手段です．歯周治療でいえば，骨欠損が改善し安定してゆくまでに2～3年はかかります．少なくとも，「術前」「術後」「経過」の3枚のX線写真がなければ，SRPなどの治療効果はわかりません．

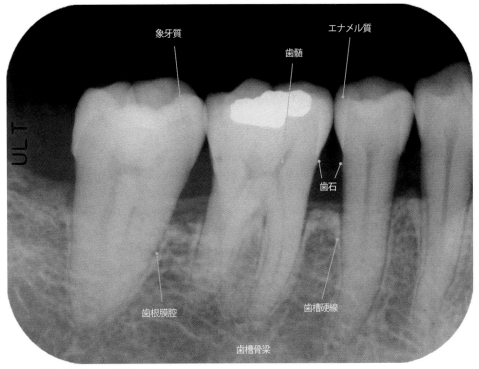

図3　診断に耐えうるX線写真の要件
　フィルムの正確な位置づけ，X線の適切な照射方向・照射量を検討し，現像工程を整え，コントラスト・黒化度が適正なX線写真を得たい

X「人によって違う」ってどういうこと？

術後の経過を見なければ診断・治療の検証をしにくい，ということであれば，医院のシステムとして，質の高いX線写真を長期にわたって維持しなければなりません．時間軸に沿って規格性のあるX線写真を並べてみると，術者自身の臨床を再評価するだけではなく，患者さんの個体差を推し量ることもできます（図4）．

ここで必ず聞かれるのは，「個体差ってどういうことですか？」という質問です．私たちは，同じような病態に同じような治療行為を行っても，必ずしも同じ効果が得られるとは限らないことを知っています．その大きな理由として，患者さんの「個体としての質の差」があるといわれています．言いかえると，歯肉や骨や歯質の良否によって，治療効果が大きく左右されるということです．「齲蝕になりやすい人」「歯周病が治りにくい人」，一度は聞いたことがあるフレーズでしょう．また，歯科疾患は慢性疾患であり，慢性疾患は加齢に伴うリスクを抱えています．「年齢のわりには欠損が進行している」「年齢のわりに歯周組織の反応がいい」というのも，個体の質を表しているかもしれません．つまり，個々の患者さんによって「個体の質」が違っているので，画一的な治療方針は選択しにくく，テンポラリーや歯周基本治療を通じて個々の患者さんの病態の推移をよく観察し，その人に合った治療方針を見極めていくことが重要です．歯科臨床で「個別対応」が重視される理由です．

しかし，若い術者は往々にして，「"症状A"という患者が来たら"治療法B"を」という，いわゆる，処方箋的なマニュアル化された解答を期待していますし，そのほうがわかりやすいはずです．「人（患者さん）によって異なる」ということを受け入れられるまでには，数年かかるでしょう．もしかすると，徹底的な技術的研鑽を積まないと，術者の視点は患者さんの「個別対応」へは向かないのかもしれません．

X百聞は一見に如かず

経時的に比較できるX線写真は，患者さんへの説明用ツールとしても有効です．歯周病による骨欠損が修復していく様子や，歯の移動のように大きな変化のある場合は，患者さんも理解しやすく，治療への参加意識も高まります．予後良好な症例は呈示しやすく，予後不良例は提示しにくいのは言わずもがなですが……（図5）．

また，患者さんが理解しやすいように，チェアサイドのモニタなどに映すのも有効ですし，医局の勉強会などで大きく映写することによって新たに見えてくる情報があったり，他の術者の意見を訊くことによって気づくことも多々あります．

概論編 1　クオリティの高いX線写真の必要性

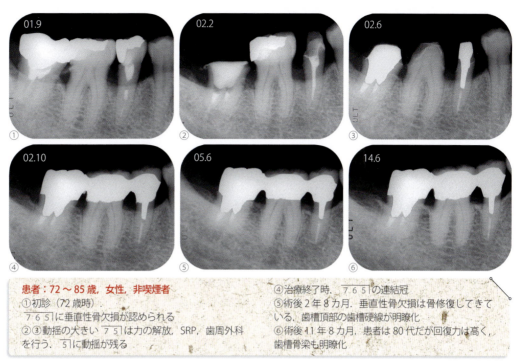

図 4　X線写真から「個体差」をみる
　連結固定の是非を検証する意味もあるが，患者は高齢にもかかわらず歯槽硬線や歯槽骨梁の変化が著明で回復力の高さがわかる．経時的な変化を追うことで患者の個体差を掴むこともできる

患者：72〜85歳，女性，非喫煙者
①初診（72歳時）．
　7 6 5|に垂直性骨欠損が認められる
②③動揺の大きい 7 5|は力の解放，SRP，歯周外科を行う．5|に動揺が残る
④治療終了時．7 6 5|の連結冠
⑤術後 2 年 8 カ月．垂直性骨欠損は骨修復してきている．歯槽頂部の歯槽硬線が明瞭化
⑥術後 11 年 8 カ月．患者は 80 代だが回復力は高く，歯槽骨梁も明瞭化

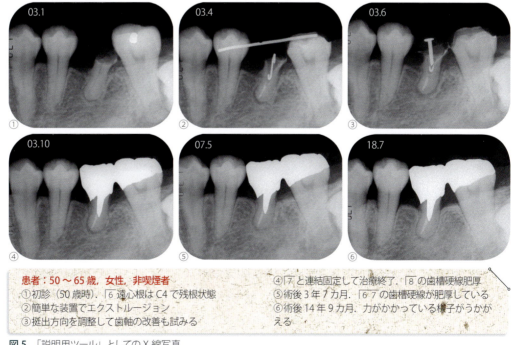

図 5　「説明用ツール」としてのX線写真
　規格性のあるX線写真は患者説明用ツールとしても有効で，歯の移動のようなダイナミックな変化のある場合は患者理解も深まる

患者：50〜65歳，女性，非喫煙者
①初診（50歳時）．|6 遠心根は C4 で残根状態
②簡単な装置でエクストルージョン
③挺出方向を調整して歯軸の改善も試みる
④|7 と連結固定して治療終了．|8 の歯槽硬線肥厚
⑤術後 3 年 7 カ月．|6 7 の歯槽硬線が肥厚している
⑥術後 14 年 9 カ月．力がかかっている様子がうかがえる

123

X線 位置づけの妙

　規格性のあるX線写真を得るための第一歩は、「X線写真の位置づけ」にあります。これは、歯科医師だけでなく、医院の新人歯科衛生士も、X線フィルムとX線照射器の位置づけは経験すると思います。X線フィルムは、水平的には歯列に平行に（図6-①）、垂直的には歯軸と平行にして（図6-②）、できるだけ歯に近づけるように位置づけることを原則としています。しかし実際には、日本人は口腔内が狭く口蓋が浅いので、そのような位置づけは難しく、二等分法で撮影します。

　二等分法とは、X線をX線フィルムと歯軸のなす角の二等分線に対し垂直に照射する方法で（図7）、規格性を求めるためにも、撮影用のインジケーターを使うことが賢明です。インジケーターを使用した撮影は、X線フィルムを正しく位置づければ、X線照射器の位置づけも決まるので大変便利です（図8, 9）。

　フィルムの位置づけとX線照射が適切かどうかは、水平的には"隣在歯との重なり"、垂直的には"咬合面の上下的な幅"を見ることで確認できます。

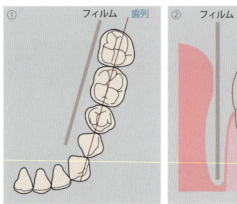
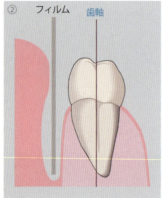

図6　X線フィルム位置づけの原則
　歯列に平行に、歯軸に平行に位置づけたい

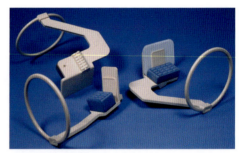

図8　X線撮影用のインジケーター
　（阪神技術研究所）

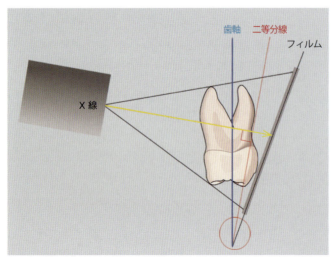

図7　二等分法
　理想的には平行法で投影したいが、日本人では難しいため二等分法が適切

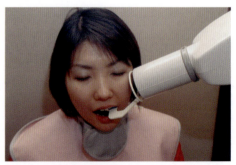

図9　X線写真撮影の様子
　インジケーターを使用し、フィルムの位置づけができれば照射器の位置づけも決まる

ただし，X線は三次元の被写体を二次元で投影しているものですから，意図的に照射方向を変えることでより多くの情報が得られることもあります（偏心投影法，**図10** およびP.142～参照）．

図11 は，比較的良好な状態で位置づけられた10枚法のX線写真です．位置づけが難しいのは上下顎臼歯部です．上顎臼歯部は40mmのX線写真の幅に「4̲の近心から7̲の遠心まで」は収まりやすいのですが，下顎臼歯部は困難です．下顎の場合は7̲の遠心を優先して4̲の近心は3̲（犬歯部）中心のX線写真で確認するようにします．また，上顎臼歯部は多くの場合，口蓋にぶつかってしまうので，歯列からフィルムを離してできるだけフィルムを立てます．痛みを訴える患者さんには，フィルムの鋭縁をカバーするクッションをつけてあげましょう．正確に迅速に位置づけることは撮影枚数を少なくすることにつながり，患者さんの被曝量を減少させることができることをお忘れなく．

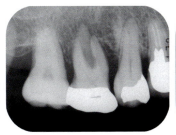 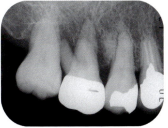

図10 二等分法と偏心投影法
　当該歯の遠心頬側根と口蓋根の根分岐部の状況を確認するために偏近心投影を行った（②）．歯槽骨が吸収しているのがわかる

①二等分法　　　　②偏心投影法

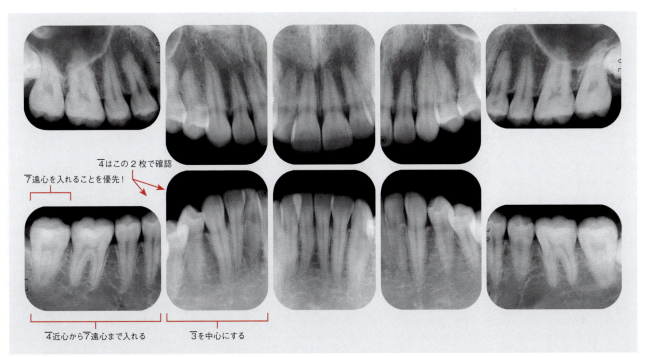

図11 良好な状態のX線写真（10枚法／23歳，女性）
　このくらいのX線写真を撮れるよう，迅速に確実に位置づけられるようにしたい

COLUMN 3

規格性のハードル

　X線写真は,「歯や歯周組織」という三次元の立体を「フィルム」という平面に投影しています.そのため,被写体とフィルムの位置関係,フィルムへのX線照射方向によって,投影される画像が異なってしまいます.インジケーターを使えば位置づけ・照射方向も安定させやすいことは確かですが,口腔内は人それぞれで,口が開かない人もいれば,フィルムが入りにくい小さな口の人もいます.加えて,歯の形態や大きさも千差万別です.そのため,インジケーターを用いても規格性のあるX線写真を撮影することは,思いのほか難しいものです.

　図1はフィルムが最後臼歯まで入りきらなかった例,図2はインジケーターをしっかり咬むことができなかった例で,いずれも患者さんが緊張しやすい初診時に撮影したものです.歯科医院の雰囲気やスタッフとのやりとりを通じ精神的にリラックスしてくれば,正確な位置づけができるようになる方もいます.「何が何でも初診日にX線写真を撮らなければいけない」と思っているのは,あなただけかもしれません.近年は被曝の問題から,患者さんもX線撮影には敏感で,「再撮影させてください」とは言いにくい状況です.撮影上のミスをできるかぎり減らすよう注意することが重要です(図3).

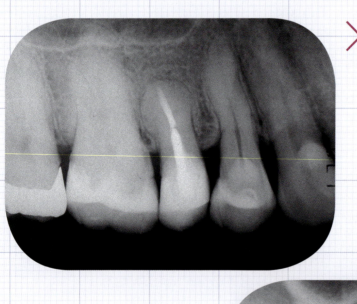

×

正しくは…

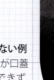

○

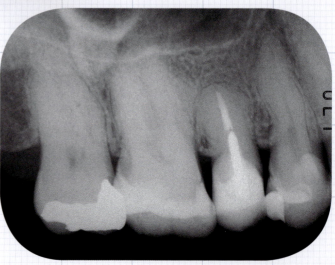

図1　フィルムが最後臼歯まで入りきっていない例
　口が開かなかったり口蓋が浅いとフィルムが口蓋に当たってしまい,フィルムを十分に挿入できず,最後臼歯が切れてしまうことがある.事前に患者さんの口腔内を把握し,原則を理解しながらフィルムをある程度寝かせるなど,臨機応変に対応する

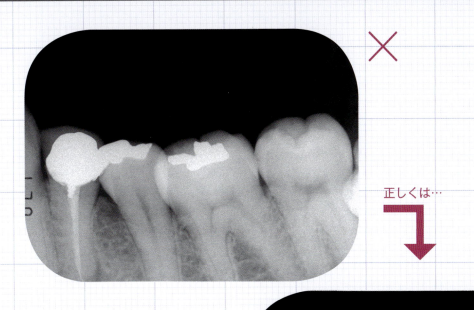

図2 口腔底が上がり，フィルムが入りきっていない例
　下顎は患者さんの緊張度が高いと舌に力が入り，口腔底が挙上してフィルムが入りきらないことがある．症例は歯科恐怖症で緊張した患者さんで，口腔底に痛みを訴え，主訴である|4 の根尖が写らなかった．時間をおいてフィルムカバーをつけて再撮影．|67 は舌側傾斜している

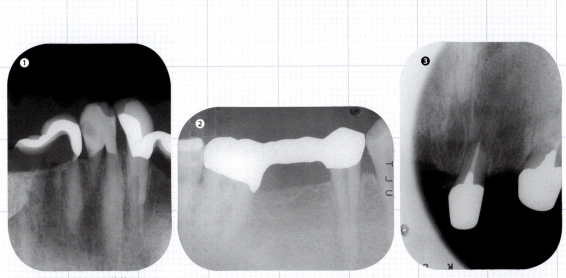

図3　してはいけない人為的ミス
① 一度撮影したフィルムで別部位を撮影してしまった状態（二重撮り）
② フィルムの裏表を誤って撮影した状態（裏撮り）
③ 照射器の位置づけが悪く，未照射部分が生じてしまった状態（コーンカット）
いずれも防げるミスなので注意する

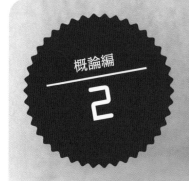

概論編 2

時は語る

臨床では，医学的に正しい，もしくは患者さんが満足すると思われる情報提供をしても，時として，患者さんの医学的妥当性に欠けるとんでもない要求に困惑することは誰もが経験することでしょう（図1）．

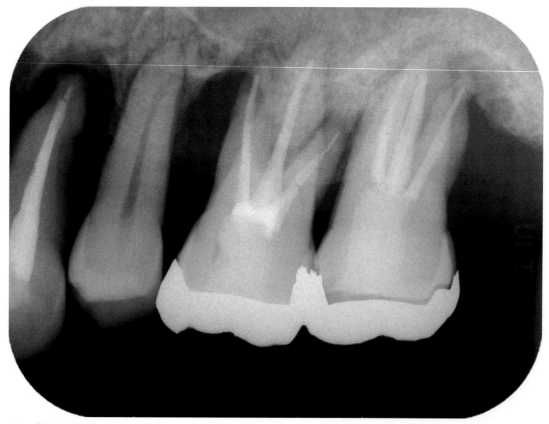

図1 「絶対に抜きたくない」という希望の患者さんです．あなたならどうしますか？

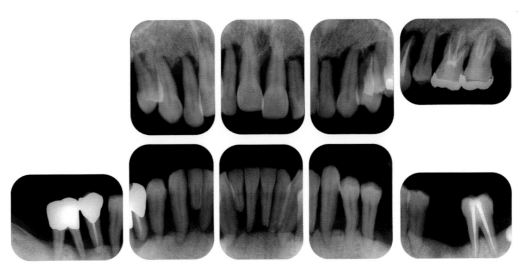

図2 図1の患者の10枚法（2001.12）（41歳，男性）
「抜きたくない」だけではなく，入れ歯も完全拒否の方．「その希望は叶えられない」と言って撤退することも必要である

病い（illness）≠疾患（disease）

概論編1でも触れましたが，歯科疾患は慢性疾患です．慢性疾患の特徴は，①病気は長期に永続的である，②ゆっくり不可逆的に進行する，③初発が不明で原因が複数かはっきりしない，④後遺症や能力低下がある，⑤完全治癒がない，⑥患者さんの治療参加が必要である，といわれています．歯科疾患はまさに慢性疾患の特徴に見事に当てはまっています．たとえば，歯周病においては完全な治癒がなく，時間経過とともに再発をしたり，進行すれば歯や歯槽骨を失い咀嚼障害をもたらします．歯槽骨の吸収は不可逆的で，治療期間・治療後を通じて"患者さんのプラークコントロール"という治療参加が不可欠で，治療後にも"定期検診"というアフターケアを続けていくことになります．

プラークコントロールが歯科治療の中心に据えられると，患者さんの性格や価値観といったパーソナリティや，患者さんを取りまく周囲の環境が，治療の成否や経過に大きな影響を与えることになります．

近年，慢性疾患は「生活習慣病」とネーミングを換え，「病気と上手につきあう」といったフレーズがマスコミでも取り上げられるようになってきました．つまり，"原因はあなたの長年の生活習慣にある"というわかりやすいメッセージを込めたようです．また，「上手につきあう」ということは，病気が長期にわたり完全治癒がないことを示唆し，その結果，術者には患者さんの生活習慣に踏み込む必要性が生じ，患者さんには生活習慣を改善する命題が与えられました．しかし，生活習慣に踏み込むということは，患者さんの病気に対する価値観や性格といった部分が大きなウェートを占めるようになり，患者さんとのコミュニケーションのなかから"どこまで踏み込むべきか"を考えなければならなくなりました．臨床では，医学的に正しい，もしくは患者さんが満足すると思われる情報提供をしても，時として，患者さんの医学的妥当性に欠けるとんでもない要求に困惑することは誰もが経験することでしょう（図1，2）．私たちが理想的な治癒像を目指しても，患者さんが抱く病の程度や悩みの大きさ，治療への希望がわからなければ治療方針そのものが決められなくなったのです．大学時代に"治し方"しか習ってこなかった若輩歯科医師と患者さんの間に大きな

ギャップが生じることは想像に難くなく，術者が科学的で画一的な診断や処置に期待を寄せるのも無理のないことかもしれません．

X_{ray} 時間診断

欠損歯列や歯周病が長期に不可逆的に継続した経過をとるという性質をもっている以上，私たちは原因を除去すれば症状が改善する急性疾患とは違う治癒像をイメージしなければならず，経過対応まで含めた長期的な治癒像をイメージすべきでしょう．長期的な治癒像とは，"治す"というより"悪化させない"，もしくは"悪化の速度を遅らせる"という視点で，診断のなかに"未来を予測する"という項目が加えられます．しかし，生活習慣が原因である慢性疾患は原因が複雑で，発症の時期も不明であり，経過は生活環境や心理的ストレスなど種々の外部要因によって変化するため，未来を推察するのはたいへん困難です．私たちには，臨床記録を時間軸に沿って蓄積してゆき，経時的な個体の変化を敏感にとらえ，変化を見逃さない眼を養うことしか病態の未来を探る拠り所はないのかもしれません（**図3**）．

X_{ray} 小さなほころび

疾患の本質が見えてくると，「X線写真から未来は読めるか」などという大風呂敷を広げることを考えます．術者は疾病のX線写真を見るとまず，「どうなっているのか」と考えるでしょう．ほぼ同時に，「どうするのか」という思考も芽生えます．治療方針の選択です．そして，迷いはあるにしても治療方針を決定しなければなりません．これは，「どうしたのか」というフレーズになります．慢性疾患では，もう1つ，「未来はどうなるのか」という時間診断を加味しなければなりません．ここまでが「診断」といわれる範疇です．時間診断なんて難しい表現ですが，病気の進行スピードや進んでいく方向性を読む，と考えていいでしょう．

しかし，私たちは小さなカリエスですら，未来を語りにくいものです（**図4**）．病態の未来が掴みにくいという事実は，"より安全を見込んだ処置"を選択する方向へ流れてゆきがちです．小さなカリエスでも早めに切削して充塡したり，2歯の支台歯では不安が残るブリッジであれば"3歯に支台歯を増やす"といった具合です．「むし歯は早期発見・早期治療ですから」とか，「歯根破折するかもしれないからもう1本，支台歯を増やしますね」，こんな言い回しでしょうか．いずれにしても，"起こるかもしれないこと"への治療行為です．しかし，患者さんのもつ個体の特徴や個人差によって治療効果が影響を受けるとすれば，本来，私たちは治療範囲を安易に広げるのではなく，本当に必要な処置であるか否かを検討する必要があるはずです．つまり，治療は"必ず起こること"に対して行われることが望ましいはずです（**図5**）．

しかし，実際には「オーバートリートメント」か「アンダートリートメント」であったかは定かではなく，介入後に経過観察を行いながら検証してゆくことになります．つまり，「どうなるのか」ではなく，「それで良かったのか」というニュアンスになります．その経験が，多少なりとも他の同じような症例にフィードバックされることになり，バランスをとっているのかもしれません．不十分な未来予測のかわりに，術者側には，侵襲に対する生体の反応を観察することが要求されることになりました．

概論編2　時は語る

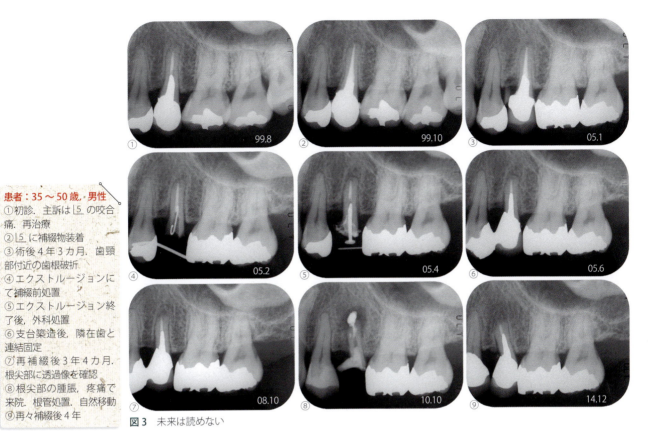

患者：35〜50歳，男性
①初診．主訴は|5 の咬合痛．再治療
②|5 に補綴物装着
③術後4年3カ月．歯頸部付近の歯根破折
④エクストルージョンにて補綴前処置
⑤エクストルージョン終了後，外科処置
⑥支台築造後，隣在歯と連結固定
⑦再補綴後3年4カ月．根尖部に透過像を確認
⑧根尖部の腫脹，疼痛で来院．根管処置．自然移動
⑨再々補綴後4年

図3　未来は読めない

図4　小さなほころび
　初診時（21歳，男性）．主訴はカリエスチェック．小さなカリエスを見逃さないX線写真が必要．そのカリエスの進行性までは読めない

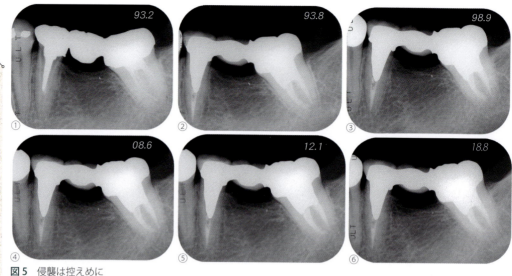

患者：26〜51歳，男性
①初診．「5」は歯根内でカリエスが進行している
②治療終了．「5」は太い支台築造，「7」は歯根膜腔拡大・歯槽硬線肥厚
③術後5年1カ月．左側は非咀嚼側で力があまりかかっていない
④術後14年10カ月．ブリッジは安定している
⑤術後18年5カ月．歯質が脆弱でも連結範囲を最小限にできる場合もある
⑥術後25年．歯根破折するとは限らない

図5　侵襲は控えめに

　筆者は，高価な材料・高度な技術による完全制覇的な治療を否定するつもりはありません．疾患の特徴を考えると，その方法論が通じにくい患者さんもいるのではないか，という見識が術者側に必要である，ということです．複雑な原因が絡み合い，時間経過とともに刻々と変化する疾患を相手にしている以上，「科学的」という説得力や「画一的」というわかりやすさが万能だとは思えません．どんなに技術を駆使しても，時間経過のなかで二次カリエスや歯根破折や歯牙喪失といったトラブルを抱え込んでゆくことを考えると，臨床の不確かさを術者と患者さんが共有してゆく必要性があるのではないでしょうか．患者さんの多様性に向き合う1つの作法かもしれません．

X線　治し方と治り方

　私たちは大学教育では主に，「病気の治し方」を教わりました．カリエスを見つければ削って修復し，根尖病変があれば根管内をきれいにして根管充填することを習いました．欠損歯列に至っては，ブリッジやパーシャルデンチャーの作り方を教えられ，欠損を埋める手法を身につけました．しかし，「治し方」が先行して頭に入っているので，症例のもつレベルやリスクを判断したり，進んでいくコースを推し量ることが大切だと理解できたのは，大学を卒業してからずいぶん時間が経ってからでした．

　たとえば，そのカリエスは進行が速いカリエスなのか，ゆっくりと進行するカリエスなのか，それによって治療介入すべきか否かの根拠にはなるはずです．ゆっくりと進行するのであれば，経過のなかで，進行具合を見ながら介入時期を探るという手もあります．もちろん，患者さんの希望やブラッシング能力，定期検診への積極的な取り組みなどを考慮しなければなりませんが（図6）．

概論編2 時は語る

　眼前の根尖性歯周炎の様子も気になります．その根尖病変は進行形なのか否か，回復途中なのか，治りにくい病態なのか，術前に推察しなければなりません．歯周疾患も同様です．つまり，病気であることがわかっても，病気の程度が問題になります．さらにいえば，病気の程度が患者さん自身にどの程度の不自由さを及ぼしているかも考えなければなりません．

　治す方法論がわかっても，「治り方」を知らないとおかしなことになります．どんな状態がゴールなのか，回復目標のイメージが必要です．カリエスは実質欠損を伴えば基本的には修復処置で機能回復をはかります．マージンの適合良好で，二次カリエスへのリスクも低そうで，歯根膜腔の拡大など修復物自体が為害性をもたらしていなければ一件落着です．根尖病変も，病変の縮小傾向はもとより，X線写真上での鮮明な歯根膜腔や歯槽硬線の回復も目安になるでしょう．経過のなかで根尖孔がセメント質で封鎖される様子が確認できるような治癒形態を確認したいと願っているし，時間はかかりますが，それが確認できるX線写真が必要になります（**図7〜9**）．

　歯周病に関しては，若い術者には治癒像のイメージが難しいかもしれません．X線写真上の骨吸収像も多様ですし，歯槽硬線，歯根膜腔，歯槽骨梁と観察すべき箇所も多くなるばかりではなく，何より歯槽骨の改善に時間がかかります．この歯周病におけるX線像の読み方に関しては，**概論編3**（P.147〜）で触れます．

患者：35〜50歳，女性
①初診．⌐5近心の隣接面のエナメル質にカリエス．
②「削りたくない」という患者の希望で経過観察
③象牙質にカリエスが達している．定期的チェックを条件に経過観察
④カリエスの進行は遅い
⑤エナメル・象牙境に沿って進行しているようにもみえる
⑥1年6カ月前と大きな変化はない
⑦「しみる」という症状が発現．初診から8年6カ月後にレジン充填
⑧レジン充填後，3年4カ月
⑨レジン充填後，7年5カ月．周囲の歯の歯髄腔の変化にも注目

図6 カリエスの行方

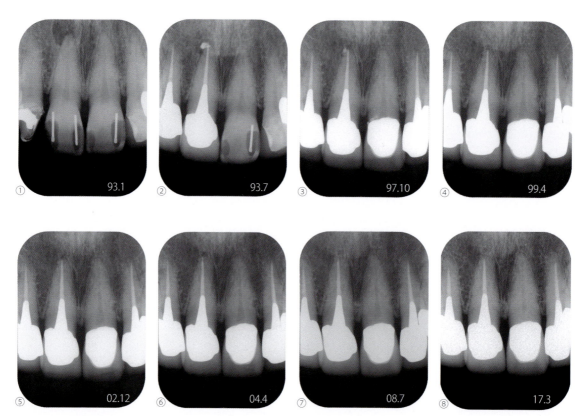

図7 エンドの治癒像

患者：57〜81歳，女性
① 初診．1｜に大きな根尖病変
② 1｜はオーバー根充．遠心側に側枝らしき透過像
③ 処置後4年3カ月の 1｜，根尖病変の縮小．オーバーした根管充填材はまだ残存
④ 処置後5年9カ月．側枝は閉鎖，2｜2 の根尖部は硬組織で閉鎖
⑤ 処置後9年5カ月．近心歯根膜腔，歯槽硬線の変化が気になる
⑥ 処置後10年9カ月．根尖部の透過像は残存
⑦ 処置後15年：2｜2 の根尖部の石灰化は進んでいるようにみえる
⑧ 処置後23年8カ月．2｜1 の根尖部の閉鎖，1｜ の歯髄腔の狭窄が確認できる

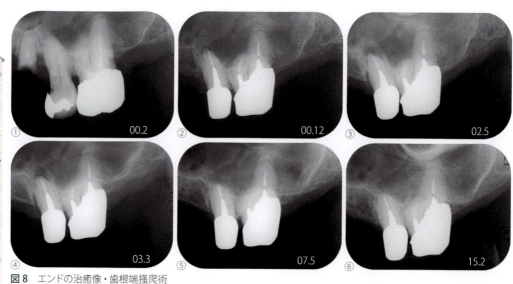

患者：59〜74歳，女性
① 初診．長年歯科治療ができない環境だった
② テレスコープ義歯装着．5｜ の根尖部は不安な透過像
③ 治療終了1年5カ月後，5｜ 根尖部の透過像拡大．義歯が安定しているので外科治療へ
④ 歯根端掻爬後，9カ月．根尖病変は縮小している
⑤ 歯根端掻爬後，3年11カ月．歯根膜腔・歯槽硬線が明瞭化
⑥ 歯根端掻爬後，12年8カ月．安定している

図8 エンドの治癒像・歯根端掻爬術

概論編2　時は語る

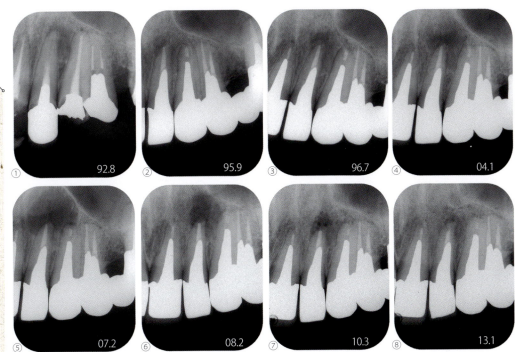

患者：38〜58歳，男性
① 初診．|2 に根尖から遠心部に大きな根尖病変
② 全顎治療後，すでに|2 根尖には不安な透過像
③ 自覚症状はないが|2 根尖部透過像は拡大．再治療を勧める
④ |2 の根尖病変はさらに大きくなり嚢胞状を呈す
⑤ 来院が途絶え約3年後．コア撤去は困難と判断，歯根端切除術
⑥ 嚢胞上の病変除去後，スーパーボンドで逆根管充填．病変は縮小
⑦ 2009年8月に瘻孔から排膿．再度の歯根端切除術．X線像はその7カ月後
⑧ 再手術後3年5カ月．|2 の根尖病変は縮小

図9　エンドの治癒像・歯根端切除術

X 急いては事を仕損じる

　本来ならば，ペリオのX線像の読影を紹介したあとにする話題かもしれませんが，ここでは「エンド-ペリオ病変」について触れておきましょう．クイズ編でも触れましたが，エンド-ペリオ病変とは，歯髄または歯周組織のどちらかの病変が他方の組織に拡大波及することによって形成され，X線写真では根分岐部や根尖部から歯頸部にわたる大きな透過像がみられる状態をいいます．わかりやすくいうと，X線写真の大きな透過像が，「エンドが原因で起こったものなのか」，「ペリオが原因で起こったものなのか」，はたまた「両者が原因で起こったものなのか」がわかりにくいX線像を指しています．千葉は，エンド-ペリオ病変はただエンドの問題，ペリオの問題単独で起こる病変ではなく，そこに咬合性外傷が加わって根尖部から歯頸部にかけての大きな病変になるのではないかと述べ，治療に際しては咬合の問題をチェックし，荷重負担の軽減が必要であることに言及しています[1]．そう思うと，ブリッジやパーシャルデンチャーの支台歯，大臼歯など，過大な力がかかる部位に確認できることが多いようです．歯髄，歯周組織のどちらに原因があるかを精査して治療方針を決定しないと，保存できる歯を窮地に追い込むことになってしまいます．

　また，失活歯で急性根尖性歯周炎の場合，根尖付近までプローブが挿入できることがあります．ごく狭い範囲でプローブが挿入できる場合，歯周ポケットではなく，根尖病変からの瘻孔の可能性があります．この場合，咬合の負担を軽減し歯内療法を行っていくと，早々にプローブは挿入できなくなり，X線像も改善してゆきます．慌てて歯周ポケットと勘違いして歯根面にSRPを行ってしまうと，歯根膜を剥ぎ取ってしまい医原性疾患を惹起してしまうことになります（**図10**およびクイズ編・**Q3**，**Q4**参照）．

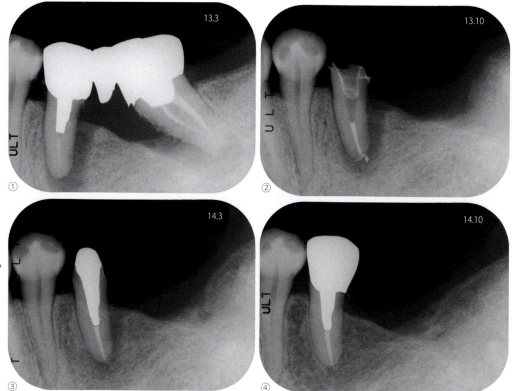

患者：48歳，男性
①初診．下顎左側咬合痛で来院．7̄は歯周病で抜歯，5̄歯根周囲に大きな透過像
②5̄は一見歯周病のようにもみえる．歯周ポケットはなくエンド由来
③根管治療で歯根周囲の透過像は改善
④最終補綴装着時

図10　エンド-ペリオ病変の教訓

また，エンド-ペリオ合併症例の場合，歯の保存そのものが困難になってくることもあります．

そして僕は途方に暮れる

　エンド-ペリオ病変と鑑別診断が必要な病態に，歯根破折があります．歯根破折は，齲蝕（32.4％），歯周病（41.8％）に次ぐ，抜歯原因の第3位（11.4％）になっています（8020推進財団，永久歯の抜歯原因調査報告書，2005年より）．しかし，第3位にもかかわらず，病態は不透明な部分が多く，予知不能といってもいいでしょう．

　もちろん，歯根破折のほとんどが失活歯に起こる現象で，歯質劣化は大きな要因です．また，過度に太い不適切なメタルコア，メタルコアを合着あるいは接着する際のエラー，補綴物自体の精度や欠損補綴に伴う力の集中，歯にかかる咀嚼力やブラキシズムによる制御できない異常な力なども原因になっていることは疑いのないところでしょう．欠損が進行した症例ではより複雑な因子を抱え込むことになり，歯根破折の原因探しは暗礁に乗り上げます．その歯が将来的に破折する可能性は推察できても，「いつ」「どこで」「どのように」といった読みは，ほぼ不可能です．

歯根破折には，歯頸部からの破折，歯根中間部からの破折，根尖部からの破折があり，後者の2つは歯根破折かどうかは判別しにくく，特に根尖部からの破折に関してはエンド病変との鑑別は困難です．歯根破折の鑑別診断が可能になるのは，ある程度破折が進行した状態です．患者さんが違和感や咬合痛を訴えたり，当該歯肉に腫脹や瘻孔が生じたりします．そのときは，すでに歯根は破折しており，破折線から細菌感染をきたしていることがほとんどです．歯頸部からの破折は，感染した破折線に沿って歯槽骨が吸収し，局所的に深く挿入できる歯周ポケットが形成されます．ここで，ペリオやエンド病変との鑑別診断が必要になります．

問題なのは，確定診断ができたときには抜歯せざるをえないことが多い，ということです．破折初期での診断が可能であれば…とも思いますが，仮にそれが可能であったとしても，あまり有効な手立てはありません．初期の歯根破折像として，ポスト先端相当部の近遠心歯槽骨に小さな透過像が現れるという報告もあります（図11）．ただし，側枝が原因のエンド病変やパーフォレーションも似たような像を示すので注意が必要です（図12）．近年では，歯周組織の破壊が進んでいなければ，破折線の感染源を除去して生体親和性の高い接着材で密閉すれば保存できる可能性は高い，という報告も見受けられます．歯根破折に途方に暮れていた時代からは前進しているようです．当然のことですが，歯根破折の最も有効な予防手段は"歯髄を守る"ことです．ブリッジやパーシャルデンチャーの支台歯にしても有髄歯の優位性を実感するような光景にしばしば遭遇します．「歯髄を守るような補綴設計」という選択になってくるでしょう（図13）．

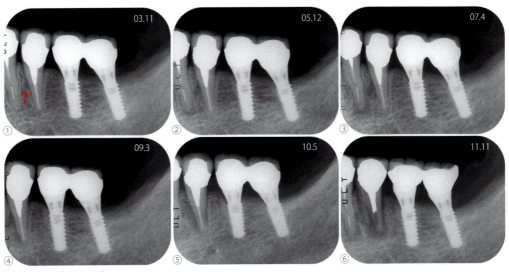

図11　歯根破折の予感

患者：53～61歳，女性
①⫧5ポスト先端相当部近心に小さな透過像確認．歯根膜腔拡大
②⫧5近心の透過像拡大傾向．歯槽硬線が消失．遠心歯槽硬線肥厚
③⫧5の透過像さらに拡大傾向．遠心歯根膜腔さらに拡大．歯槽硬線肥厚
④⫧5近心の透過像は根尖部まで拡大．遠心の歯槽骨梁の不透過性亢進
⑤⫧5遠心の歯槽骨梁さらに不透過性亢進
⑥⫧5は完全に歯根破折

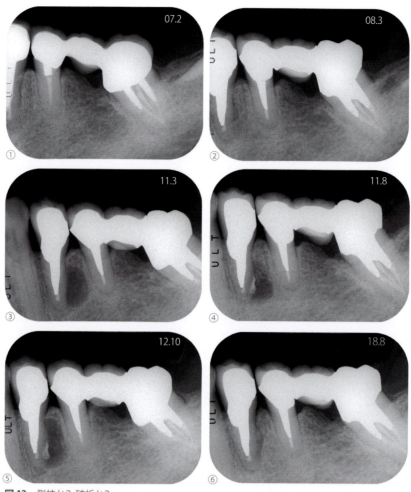

図12 側枝か？破折か？

患者：56〜67歳，女性
①初診．|4 の遠心歯根膜腔・歯槽硬線不明瞭
②治療終了時．すでに|4 遠心部ポスト先端相当部付近に透過像．歯根破折か？
③|4 遠心部の透過像が拡大．患者との話し合いで外科処置選択．破折線は確認できず
④|4 遠心部は側枝も確認できず掻爬．透過像が縮小してくる
⑤術後約1年半で透過像が再び拡大．再度，外科処置
⑥再外科後，5年10カ月．透過像は縮小したが，歯根周囲のX線像は不安

概論編2　時は語る

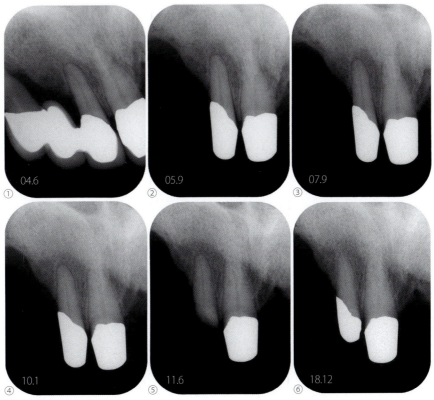

図13　有髄歯の可能性

患者：63〜77歳，男性
①初診．2̲は不良なブリッジに揺すられ動揺
②治療終了時．2̲の歯根膜腔の拡大
③術後2年，2̲の歯根膜腔拡大は改善傾向
④術後4年4カ月，2̲の歯根膜腔は改善，歯槽硬線は不明瞭
⑤術後5年9カ月，内冠の歯頸部で横破折，有髄歯である
⑥術後13年3カ月，厳しい欠損状況だが有髄歯として機能している

　大袈裟な見出しで解説しましたが，臨床医の基盤として，「小さなほころびを見逃さない，質の高いX線写真の整備」と「生体の変化を見逃さない術者の観察力の訓練」が必須事項であることは間違いないところです．

参考文献
　1）千葉英史．エンド・ペリオ病変の鑑別診断．BASIC Periodontics 1．医歯薬出版，1999，56-59．

139

COLUMN 4

変化するＸ線画像

次の２枚のＸ線写真を比較してみましょう．どのような違いがありますか？

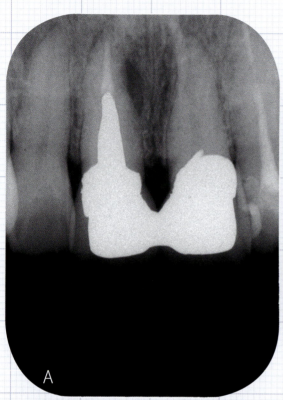 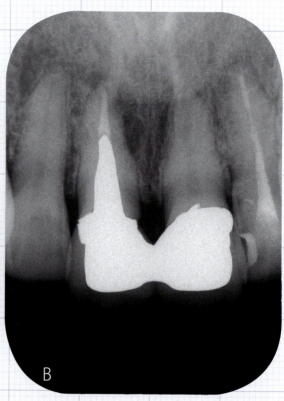

図1　２枚のＸ線写真の違いとは

　図1の**画像A**は**B**に比べて，歯冠や歯根のＸ線像が伸びてしまっています．原因を考えてみましょう．よくあるのは，①浅い口蓋にフィルムが当たってしまうことや，②インジケーターを強く咬みすぎて，根尖付近のフィルムが曲がってしまうことです．その場合，根尖付近の像が伸びてしまったり，歯槽骨がもう少し写り込んできたりするはずです．

　二等分法は，歯軸とフィルムの成す角の二等分線に垂直にＸ線を照射することが原則ですが（P.124・**図7**参照），Ｘ線が垂直より小さい浅い角度で照射されれば歯冠や歯根は伸びて写ってしまい，逆に，大きい角度で照射されれば短縮してしまいます．以上より，本症例では前者が原因ではないかと考えられます（**図2**）．特に，インジケーターを使わずに撮影すると起こりやすい事象です．前歯部は比較的位置づけが行いやすく，診断そのものへの影響は少ないかもしれませんが，このようにＸ線の照射方向によって画像が影響を受けることを理解しておきましょう．

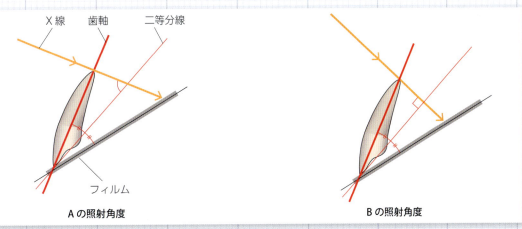

図2　図1の照射角度
　AのX線写真の照射角度．X線が二等分線に対し，垂直より小さい角度で照射されている
　BのX線写真の照射角度．二等分線に対し，正しく垂直に照射されている

　撮影用インジケーターを使用すれば，フィルムに対するX線照射方向は一定になっているはずです（厳密に言えば，X線装置のコーンとインジケーターの指示リングの位置づけにも影響を受けます）．つまり，「X線写真の規格性を脅かすのは，X線フィルムの位置づけ」ということになります．X線フィルムの位置づけが悪いと，X線入射角度が水平的・垂直的にズレてしまい，X線画像も影響を受けます（図3）．

　わかりやすい例としては，水平的には隣在歯との重なり，垂直的には咬合面の上下的な幅や歯根の短縮・伸張が起こるので注意が必要です．隣接面が重なってしまえば隣接面カリエスは発見しにくくなり，垂直的なずれが生じると歯槽頂部歯槽硬線が不明瞭になり，歯周病の正確な診断ができなくなることがあります（図4）．

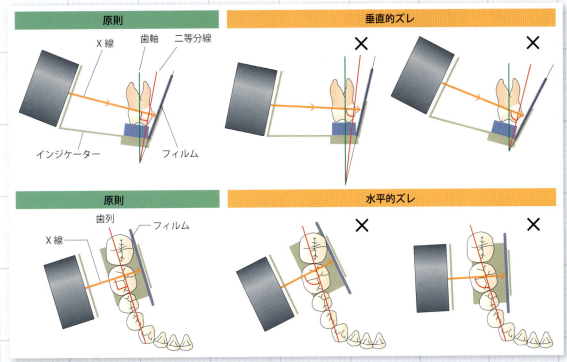

図3　垂直的・水平的なズレ
　撮影用インジケーターを使えば，フィルムに対するX線照射方向は一定になる．つまり，X線フィルムの位置づけが悪いと，X線入射角度が水平的・垂直的にズレてしまう

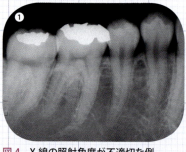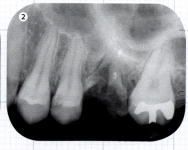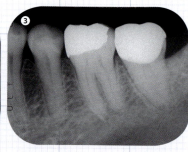

図4　X線の照射角度が不適切な例
①は照射方向が水平的に不適切だったため，コンタクトが重なっている
②③垂直的な照射方向が悪い例．②は頬舌側咬頭の差が大きくなってしまい，③は歯槽頂部が写っていない

偏心投影とは？

　水平的な照射角度は，歯列の近遠心的な軸に垂直にX線を照射することによって，隣接面と隣接面が重ならないような方向から投影することが原則です．診断の際には「正放線投影」が見やすいX線写真になりますが，複根歯は歯根が重なってしまい読影しにくくなります．この場合，正放線投影ではなく，あえて近心や遠心から投影を行い，各歯根の状況を確認する方法を「偏心投影」といいます．偏心投影は，フィルムから離れたもの，すなわち，頬側根は"照射器（管球）を振った方向と逆方向に大きく動く"と覚えてしまえばわかりやすくなります（図5, 6）．

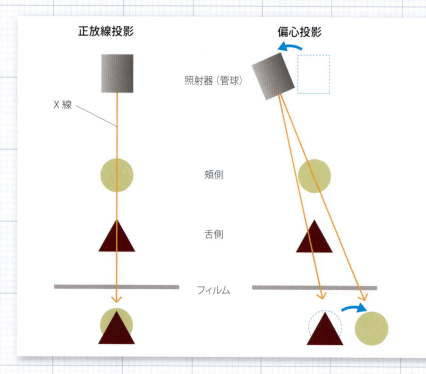

図5　偏心投影の理解・1
正放線投影ではなく，照射器（管球）を意図的に近遠心に振って投影することで「フィルムから離れている頬側根が，照射器を振った方向と逆に動く」と覚えておくとよい

COLUMN 4

① 偏遠心投影

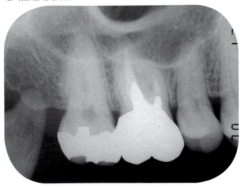
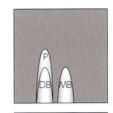

X線　フィルム

P：口蓋根
DB：遠心頬側根
MB：近心頬側根

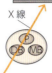

② 正放線投影

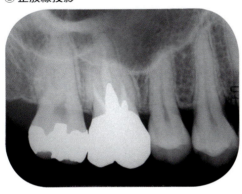
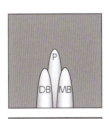

③ 偏近心投影

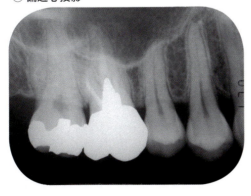
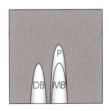

図6　偏心投影の理解・2
　まずは正放線投影（②）を確認しておくとよい．
　① 偏遠心投影：頬側根が正放線投影より近心に写り，口蓋根と遠心頬側根が重なっているのがわかる
　② 正放線投影：根管充填材や支台築造の写り方で，3根が明確にわかる
　③ 偏近心投影：頬側根は遠心寄りに写り，近心頬側根と口蓋根が重なっている

143

偏心投影の理屈がわかったところでクイズです．

図6は同時期に撮影したX線写真です．X線写真上で遠心に写っている4|のa根は頰側根でしょうか？それとも口蓋根でしょうか？

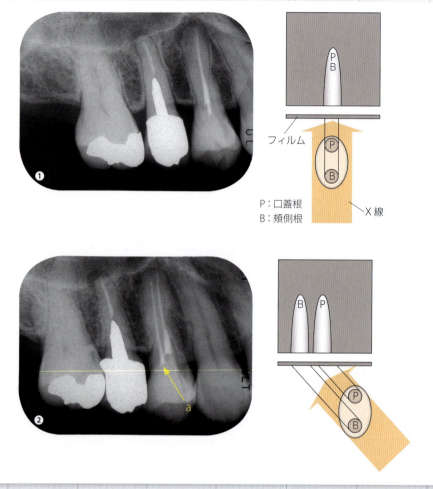

図7　頰側根？　それとも口蓋根？

　もうおわかりですね．a根は頰側根です．図7-①と比較すると，コンタクトの重なりや6|の頰側根が遠心に振れているので，照射器（管球）を近心に振った「偏近心撮影」をしています．前述の原則に沿って考えると，フィルムから離れている頰側根は管球とは逆の方向に振れるので，遠心に写っているa根は頰側根です．

　さて，歯周病の臨床においては，根分岐部病変を観察するうえで偏心投影は有効です．特に，口蓋根と近心頰側根，口蓋根と遠心頰側根の根分岐部の状況を把握する手がかりになります（図8）．また，10枚法の犬歯部中心のX線写真は，臼歯部のX線写真からみれば偏心投影なので，その2枚の写真から，1枚では得られない情報を得て治療に活かせる場面もあります（図9）．しかし，X線写真の位置づけやX線の照射方向によっては病変を隠してしまう恐れもあるため，他の診査情報と併せて判断していく必要があります（図10）．

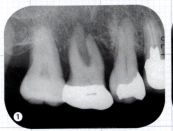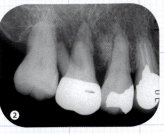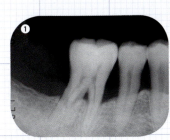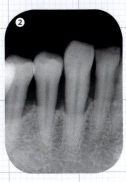

図8　見える根分岐部
6|の遠心頰側根と口蓋根の根分岐部の状況を確認するために，偏近心投影をしている（②）．根分岐部の歯槽骨が吸収しているのがわかる

図9　見える垂直性骨欠損
臼歯部のX線写真（①）では|5の近心歯槽骨は安定しているようにみえるが，犬歯を中心としたX線写真（②）では近心に垂直性骨欠損が存在するのがわかる．2枚のX線写真の情報を併せて判断する場合もある

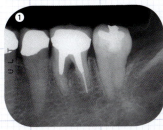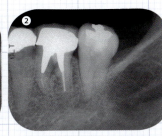

図10　隠される根分岐部
①はコンタクトの重なり具合と咬合面の段差から見て，正放線投影に近い状態
②は水平的にやや遠心寄りから投影されており，根分岐部の透過像が歯根によって隠されてしまっている

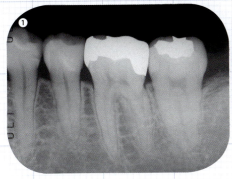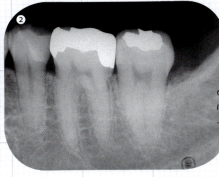

図11　X線写真の心得
①インジケーターを使用してフィルムを正しく位置づけられれば，照射方向もおのずと決まり，安定したX線像が得られる
②①と同時期に撮影されたもの．X線写真は患者さんの条件や術者のエラーで位置づけが乱れ，それに伴い照射方向も不適切になる可能性がある．わずかな位置づけの差で歯槽硬線・歯根膜腔・歯槽骨梁の見え方まで違っている

臨床記録の意味

　臨床記録の有効性として，医局会やスタディグループで映写することがあげられます．大きく映写することで新たに得られる情報があったり，他の術者の意見を聞くことによって気づくことも多々あります．提示されるX線写真には，齲蝕やエンド病変，歯周病に冒されている歯や歯周組織が投影されています．議論の中心は病態の見立てや治療方針になりがちですが，読影の前に今一度，「そのX線写真が適切なX線写真なのか否か」という議論をしてみましょう．X線写真の位置づけや，アナログX線写真であれば現像，X線写真の保存管理にまで関わってきます．フィルムの位置づけやX線照射方向などの小さな変化が，歯根膜腔，歯槽硬線や歯槽骨梁などX線画像の細部にまで影響を及ぼすことを理解し，院内のスタッフが入れ替わるときには伝承していくことも重要です．まさに，X線写真は歯科医院の臨床レベルを支えているといっても過言ではありません（図11）．

COLUMN 4

最後に，当院の 16 年経過症例を提示します（図12）．経年的に多少のバラツキは生じていますが，当院のスタッフの努力の賜物です．

X 線写真の質の安定性を維持することは，慢性疾患である歯科疾患への対応基盤です．ただし，X 線写真は経時的に並べるだけでは意味がなく，術者は生体の変化を見逃さない眼を養わなければなりません．

①初診時（1999.5）

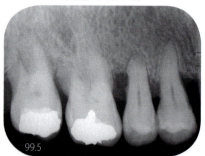

51 歳，女性（非喫煙）．上顎右側臼歯部は動揺があり，歯が移動し歯間離開．やや近心から投影されており，7̱6̱| の頬側根が遠心寄りに写っている

②歯周基本治療終了時（1999.9）

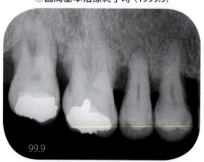

コンタクトの重なりもなく正放線投影に近い状態．4̱| の近心から 7̱| の遠心まで収めるのが難しく，わずかな位置ずれで収まりきらないことがわかる

③治療終了時（2000.2）

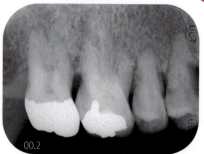

わずかに偏遠心投影になっている

④術後 4 年 9 カ月（2004.11）

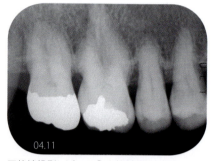

正放線投影に近い．② と比較してみよう

⑤術後 12 年 8 カ月（2012.10）

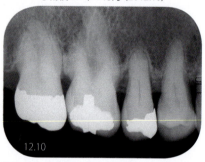

良好な位置づけで，②④と比較すると歯根膜腔，歯槽硬線，歯槽骨梁の変化がわかる

⑥術後 15 年 8 カ月（2015.10）

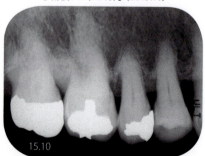

偏近心投影状態で，頬側根が遠心に振れて遠心頬側根尖部が欠けている．あまりよい位置づけとはいえない

図12　経時的な X 線写真の蓄積は医院の総合力

概論編
3

骨のリスクを読む

　概論編 2 では，X線写真に写し出される歯や歯根についての所見について触れました．ごく基本的な事柄なので，多少無理はありましたが，歯科医学概論的な内容に沿って解説してみました．本章では，「歯槽骨」を中心に歯周組織へのアプローチをしてみましょう．ずいぶんと遠回しな言い方ですが，要は「歯周病の X 線写真読影」です．では，**図1** をご覧ください．

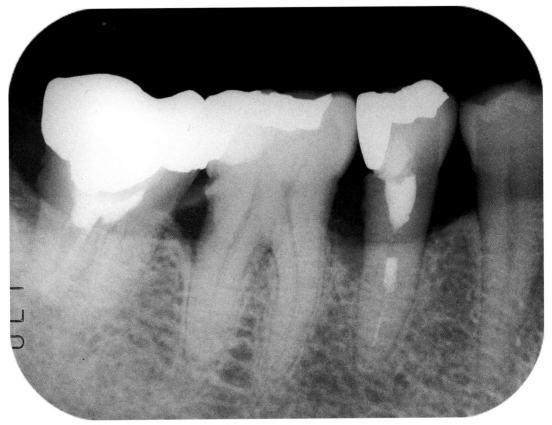

図1　このX線から何が読み取れますか？

歯周病のX線像を考える

　図1のX線写真は，概論編1の「個体差」の症例として呈示したものです（P.123，図4参照）．70代の女性，主婦で非喫煙，全身疾患はありません．X線写真をみると，臼歯部の不良補綴物・二次カリエス・不十分な根管治療などは容易に把握できます．歯周組織に目を移してみましょう．臼歯部隣接面には歯石が付着しています．縁上から縁下にかけて多量に付着していることも確認できます．

　気になるのは $\overline{765|}$ 遠心部の垂直性骨欠損でしょうか．歯根周囲の歯根膜腔・歯槽硬線・歯槽骨梁の順に観察していきましょう．歯根膜腔の拡大は，歯根を支える歯槽骨量と相対的に考える必要があります．歯槽骨が吸収していれば当然力に対する反応は生じやすくなるので，「吸収量に応じて拡大しているのか」，それとも「必然的な拡大なのか」を考えていくべきでしょう．本症例では，歯根の1/2近く歯槽骨が失われている部分もありますが，歯根膜腔の拡大傾向は少なく，力の問題は軽度といってもいいでしょう．余談ですが，歯槽骨の吸収がほとんどなく，歯根膜腔が拡大している場合にはブラキシズムの可能性を疑います．

　次に，歯槽硬線に話題を移しましょう．$\overline{75|}$ では歯槽頂部の歯槽硬線は消失しており，$\overline{6|}$ では歯根部の歯槽硬線の肥厚が認められます．昔から，歯槽頂部の歯槽硬線の消失は炎症による歯槽骨の破壊を示すこと，また術後の像の明瞭化は炎症の改善を裏づけるものといわれているようです．また，千葉は歯槽頂部歯槽硬線の消失は歯周組織の破壊が進行中であると述べ，歯周病の進行性の判断基準としています[1]．歯槽硬線の肥厚も，歯に力がかかっていることの裏づけのようにいわれています．本症例の場合は，$\overline{6|}$ の遠心根に顕著に現れているのですが，不良補綴物による局所的な「力の集中」による可能性もあるので，「異常な力」がかかっているとはいいにくいかもしれません．

症例A 患者：66歳，女性	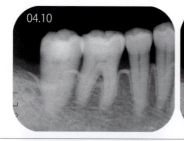	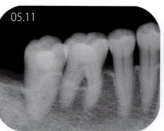	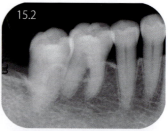
症例B 患者：62歳，男性	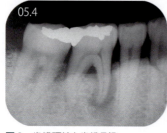	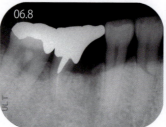	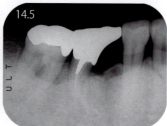

図2　歯槽硬線と歯槽骨梁
　骨吸収量は同じようにみえるが，症例Bは症例Aに比して歯槽硬線が消失，海綿骨部も白く霞みがかったようにみえる．Aは安定傾向のやさしい症例，Bは進行中で力の問題を抱えた難症例の可能性がある

▼症例1
（図1, 3, 6〜9）

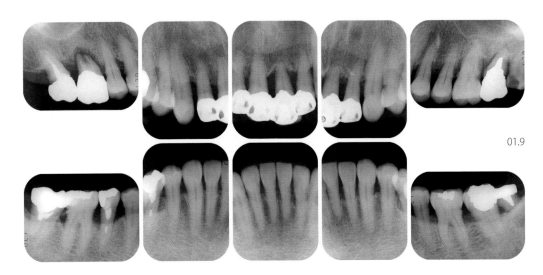

01.9

図3 図1の患者の初診時X線写真（10枚法）（2001.9）
72歳，女性，主婦，非喫煙者．主訴は上顎前歯の突出

　歯槽骨梁を見てみましょう．X線写真における骨梁像に関する記載はとても少なく，立和名は炎症により骨のX線不透過性が増す可能性を示唆し，その改善が歯周治療後，特に自然挺出を行った症例に多いことから，細菌感染による炎症と咬合性外傷による炎症の両方が複雑に絡み合った場合であると述べています[2]．また千葉は，骨梁部の不透過性の亢進は，感染や外傷性咬合による歯根膜の慢性炎症の影響ではないかと想像していると述べ，X線写真上の海綿骨部が全体に不透過性が高く，全顎的に骨密度が高いようにみえる症例では治療に対する歯周組織の反応が悪い印象をもっているとし，歯周組織の回復力が低いと考察しています[3]（図2）．

　本症例（図1）では 7| の海綿骨部がやや白く霞みがかったようにみえ，他の部分の骨梁は比較的明瞭に観察できます．ただし，限局性の不透過像なので，単純に咬合性外傷のような力の問題とは断定しないほうがいいでしょう．硬化性骨炎の可能性もあります．

X-ray 口腔単位で考える

　1枚のX線写真でも情報量は満載ですが，こと歯周病に関しては，局所的に進行していることは稀で，私たちは歯周病患者のX線写真は全顎的に10枚法で撮影することが多いと思います．患者さんにはその必要性を説明してから撮影しているにもかかわらず，若い歯科医師や歯科衛生士は骨吸収の進んだ局所から診てゆきがちです．もう少し視野を広げて「口腔単位」で診てゆくことの提案が今回のテーマです．では，図1を10枚法で見ていきましょう（ 症例1 図3）．

　全顎的に歯槽骨の吸収量は多いですが，70代という年齢を考えれば，「ゆっくりと進行してきた歯周病」と考えてもいいのではないでしょうか．上顎のほうが吸収量は多く， |6, |17 は骨吸収が高度に進み，保存するか否か悩みそうです．また，下顎右側臼歯部には垂直性骨欠損があり，このあたりが最初に目にとまるところです．しかし全体を見てみると，やや進行した水平性骨吸収像で，局所に垂直性骨欠損があるという状況です．一般的に，全顎的に水平性の骨吸収が進行している症例では炎症性因子が優勢で，多くの症例でSRPを中心とした歯周基本治療で改善へ向かうといわれています．

つまり，この症例は進行した部位を除けば「炎症のコントロール」だけで改善するやさしい症例で，局所に引きずられて大勢を見失ってはいけません．上顎前歯部の骨吸収量はたしかに深刻ですが，よく見ると，水平性骨吸収が進んだ結果です．水平性骨吸収の場合，歯槽骨吸収量が多くても安定する症例が多く，恐れる必要はありません．

ただし，局所的に存在する垂直性骨欠損や根分岐部病変は咬合性因子が考えられるため，炎症のコントロールだけでは対応できない可能性があります．すなわち，多くの歯が水平性骨吸収であれば基本は「炎症のコントロール」で，局所的な力の問題として「早期接触」や「食片圧入」といった原因を考えればいいことになります．言い換えると，歯周基本治療のシステムが整備され，1歯単位の垂直性骨欠損や根分岐部病変改善への知識・技術があれば対応は難しくありません．全顎的な歯槽骨吸収量に惑わされてはいけません．

ルーズな棲み分けですが，全顎のX線写真から，歯周病のタイプを，
(1) 全体的に水平性骨吸収が認められる症例（図4）
(2) ほぼ水平性骨吸収であるが数カ所に垂直性骨欠損・根分岐部病変がある症例
(3) 多数歯に垂直性骨欠損・根分岐部病変がある症例（図5）
に分けてみてはどうでしょう．

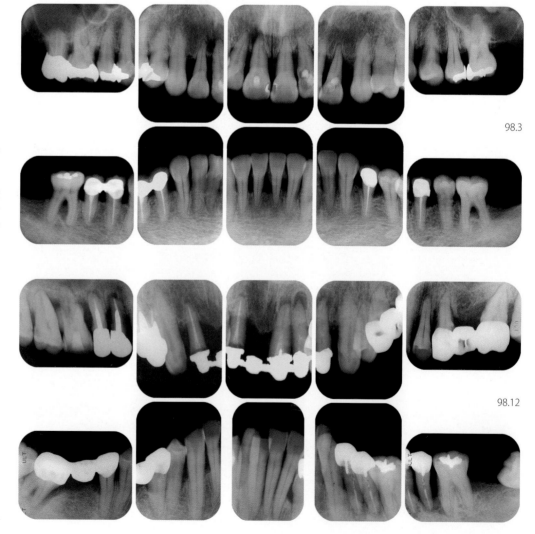

図4 全体的に水平性骨吸収が認められる症例
初診時（1998.3）59歳，女性，非喫煙者．骨吸収量は多いが 6|6 を除けばほとんどの部位で水平性骨吸収

図5 多数歯に垂直性骨欠損・根分岐部病変がある症例
初診時（1998.12）49歳，男性，喫煙者．力の問題や喫煙の影響もありそうで難症例の可能性あり

概論編 3　骨のリスクを読む

　当然，難易度が高いのは（3）ですが，症例の頻度からすれば，（1）（2）を確実に治療してゆくことが先決です．ちなみに，（3）は多数歯が移動している場合もあり，下顎位の異常やブラキシズム，筋の緊張など問題が山積みで，歯周病の進行も早く治療期間は長期間に及ぶ可能性があり，患者さんへは安易に「1年くらいで治療が終わります」とはいえません．その時点で，治療を受け入れられないという患者さんも出てくるでしょう．

　症例1（図3）は，全顎的には歯槽骨吸収量からみれば歯根膜腔の拡大は軽度で，局所的には歯槽頂部の歯槽硬線が消失していますが，多くの部位では歯槽頂部の歯槽硬線は明瞭化しており進行性は低そうです．歯槽骨梁の不透過性も亢進しておらず，比較的明瞭な歯槽骨梁で歯周治療への反応は良さそうで"治りやすそうな歯周病"のX線像です．つまり，局所的には深刻そうな状況でも，口腔単位で観察してみれば実は治りやすそうな症例で，「あなたの歯周病は治りますよ」と明るい未来を患者さんに伝えられます（図6, 7）．

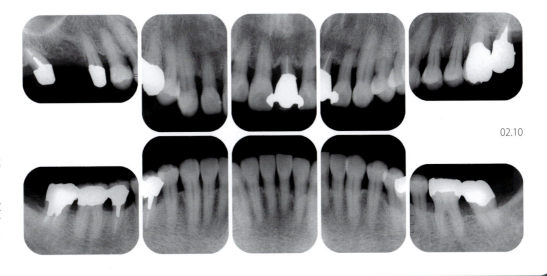

図6　【症例1】
　X線写真から見たスクリーニング

図7　【症例1】
　治療終了時のX線写真（2002.10）
　歯周治療の反応は良く短期間で歯周組織が改善．上顎右側は磨きやすさを重視し可撤式ブリッジ

実際に 症例1 は術後の反応も良く，高齢者とは思えない回復力を示しています．とりわけ 1| に関しては，経過観察のなかで再固定しています．治療中・経過観察を通じ，この患者さんの治りやすさからすれば「もっと治るはず」という確たる自信と，その原因は「前歯部の固定が弱い」という反省をもとに再治療に踏み込みました．80代になっても前歯部には歯槽骨の大きな変化が認められ，改めて「個体の質」を見直すことになりました（図8,9）．

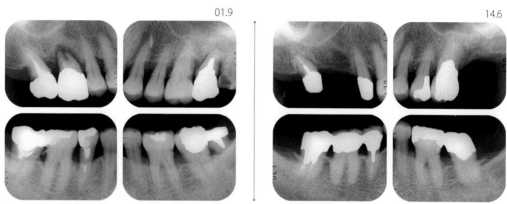

図8 【症例1】 臼歯部の初診時および経過時（治療後11年5カ月）のX線写真
7| の歯周病は徐々に進行しているが全体的には安定している．7| は抜歯（2014.6）

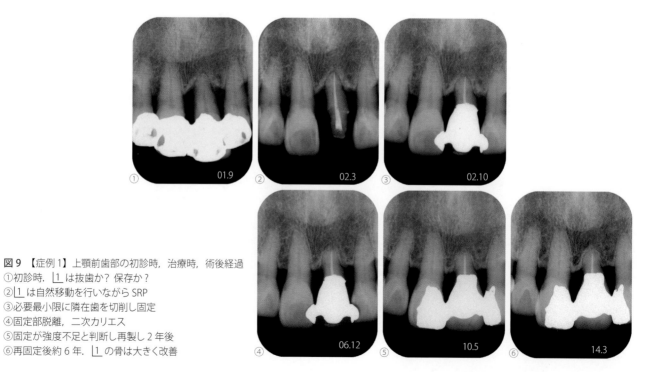

図9 【症例1】 上顎前歯部の初診時，治療時，術後経過
①初診時．1| は抜歯か？保存か？
②1| は自然移動を行いながらSRP
③必要最小限に隣在歯を切削し固定
④固定部脱離，二次カリエス
⑤固定が強度不足と判断し再製し2年後
⑥再固定後約6年．1| の骨は大きく改善

X 骨のリスクを考える

　では，図10を見てみましょう（ 症例2 ）．このX線写真は40代の男性，自営業で全身疾患はありませんが，ヘビースモーカーです．カリエス傾向は低そうです．咬頭も切り立っていて，あまり咬耗していないようにみえます．臼歯部隣接面には大きな歯石が確認できます．遠心部歯槽骨吸収が進んでいる 7| は，根分岐部も歯周病に冒されています．

　歯周組織を観察しましょう．歯槽頂部の歯槽硬線は消失し，歯周病は進行中と考えられます．歯根膜腔は部分的に拡大していますが，不透過性が亢進し，白く濁った歯槽骨梁に阻まれ総じてわかりにくい状況になっています． 症例1 の下顎右側臼歯部（図1）と歯槽骨吸収量は同程度ですが，歯槽骨の様相はとても同じ病態とは思えません．では，もう少し視野を広げてみましょう．

　X線写真（デンタル10枚法，図11）で前歯部まで眺めてみると，歯槽骨吸収量という点では 症例1 のほうが重度のようにみえます．2症例とも下顎に比して上顎臼歯部の歯槽骨のダメージは大きいですが， 症例2 はすでに小臼歯まで含めてかなり厳しい状況です．

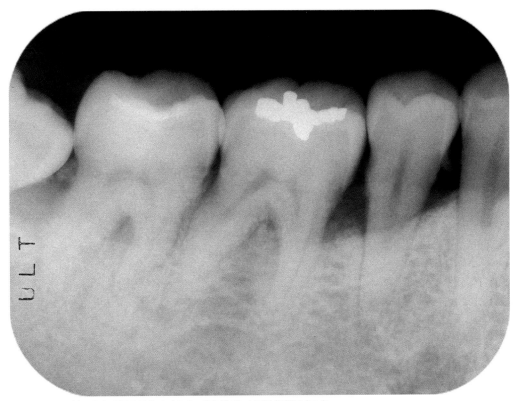

図10　このX線から何が読み取れますか？【症例1】と同じ病態ですか？

▼症例2
（図10〜15）

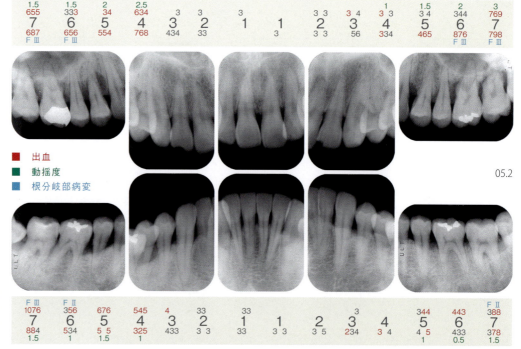

■ 出血
■ 動揺度
■ 根分岐部病変

05.2

図11 図10の患者の初診時X線写真とプロービング値（2005.2）
　42歳，男性，自営業．喫煙者で強いクレンチャー，主訴はインレー脱離．臼歯部のプロービング値は頬側に比べ舌側が深い傾向（咬合型）

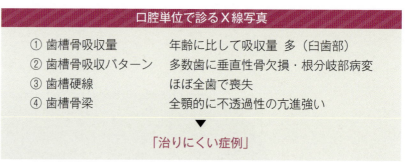

口腔単位で診るX線写真		
① 歯槽骨吸収量	年齢に比して吸収量 多（臼歯部）
② 歯槽骨吸収パターン	多数歯に垂直性骨欠損・根分岐部病変
③ 歯槽硬線	ほぼ全歯で喪失
④ 歯槽骨梁	全顎的に不透過性の亢進強い

▼

「治りにくい症例」

図12 【症例2】
X線写真から見たスクリーニング

　歯槽頂部の歯槽硬線を見てみると，症例2では歯槽骨吸収の少ない部分も含めてほとんどの部位で消失していますので，歯周病の進行性は高いと考えられます．次に，歯槽骨梁を見てみましょう．症例2は症例1に比べて海綿骨部が全体的に白く霞みがかったようにみえます．前述したように，治療に対する歯周組織の反応は悪く，歯周組織の回復力が低そうです．喫煙者で咬合性因子（咬耗状態からグラインディングではなくクレンチング）の存在というリスクファクターを加味すると，"治りにくい症例"ではないかと想像できます（図12）．

　症例1のような"治りやすそうな歯周病"では炎症のコントロールに対する反応が顕著で，歯肉の表面性状も含め，患者さん自身がその変化を実感できます．力のコントロールにおいても，歯牙移動や動揺の減少がすみやかに起こり，X線写真では歯槽硬線・歯根膜腔・歯槽骨梁の変化が早期に現れます．その結果，歯槽骨の吸収がかなり進んでいても生理的な動揺に収束させることが可能になり，積極的に保存を試みることができます．

概論編 3　骨のリスクを読む

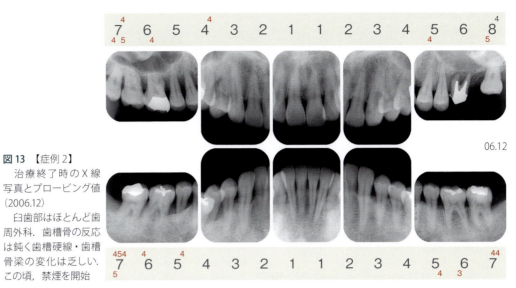

図 13　【症例 2】
　治療終了時の X 線写真とプロービング値（2006.12）
　臼歯部はほとんど歯周外科．歯槽骨の反応は鈍く歯槽硬線・歯槽骨梁の変化は乏しい．この頃，禁煙を開始

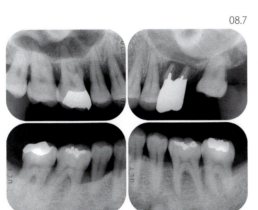
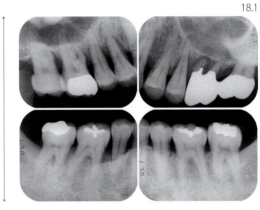

図 14　【症例 2】
　術後 1 年 7 カ月後（2008.7）と 11 年 1 カ月後（2018.1）の臼歯部 X 線写真
　初診時（図 11）に比べれば歯槽硬線は改善傾向だが，歯根膜腔の拡大・歯槽骨梁の不透過性の亢進は残存しており，リスクの高い歯槽骨と考えられる

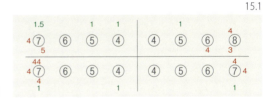

図 15　【症例 2】最近のプロービング値
　臼歯部の歯周ポケットは一進一退．出血傾向あり

　一方，"治りにくそうな歯周病"の場合は，歯肉の性状変化はわずかで患者さん自身が治療効果を実感しにくく，動揺の減少にも時間がかかります．X 線写真上の骨欠損の改善も乏しく，歯根膜腔の拡大・歯槽硬線の肥厚・骨梁の不透過性の改善はわずかで，年単位の観察が必要になります（**図 13**）．
　さらに，症例 2 のような喫煙やブラキシズムなどの修飾因子が加われば，歯周組織の反応はさらに悪くなります．治療終了時に禁煙を始め約 9 年が経過していますが，いまだに骨のリスクは高いと考えられ，メインテナンスの間隔も短く設定しています（**図 14，15**）．

X 指先で考える

　本章では、「X線写真から得られる情報を読み取ること」を目標にしていますが、臨床の現場では、それだけで歯周病の診断をしているわけではありません．X線写真の質も医院によってばらついているのが現実でしょう．若い歯科医師や歯科衛生士の立場からすると、X線写真に加え「プロービング値」の知見をプラスしたほうが理解しやすいかもしれません．池田は、プロービング値のパターンから歯周治療の難易度について言及しています[4]．プロービング値が隣接面に深く、頬舌的には比較的浅いパターンを「炎症型」とよび、炎症のコントロールでよく反応する症例としています．一方で、頬舌的に深いポケットがみられたり、根分岐部病変が上下顎左右側にある場合には力の問題が関与している「咬合型」とよび、炎症のコントロールのみではなく力のコントロールが必要で、治療が難しいと述べています．ただし、プロービング値から推測する症例の難易度は"正確にプロービングできていること"が前提です．症例2 は口蓋側の骨吸収が進み、頬側骨と大きな差があるように推察できます．実際のプロービング値を見てみると、口蓋側に深く頬側に浅い傾向があり、X線像と合致しています．局所的ですが、炎症型と咬合型のX線像を比較するとどちらが難しい歯周病か一目瞭然です（図16）．

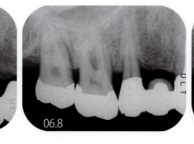

図16　プロービング値のパターン
　上段は隣接面に深い「炎症型」で，対応はやさしく歯周組織の反応も良好．下段は頬舌的に差がある「咬合型」で病態の把握も難しく治療効果も読みにくいので対応に悩む

大所高所から考える

　ここまで、局所の病態にとらわれずに「口腔単位」でX線写真を読影し、歯周病症例の難易度をスクリーニングすることを提案してきました。スクリーニングでは「治りにくい症例かもしれない」ということはわかりますが、実際に難症例か否かは歯周基本治療を通じて判断してゆくものです。垂直性骨欠損や歯槽骨梁の不透過性の亢進はたしかに力の問題を連想させますが、歯周治療では徹底した炎症のコントロールが治療の第一優先です。力の問題がありそうでも、炎症のコントロールで大きく歯周組織が改善する症例もあるはずです。スクリーニングにとらわれ過ぎると、往々にして、症例を深読みしすぎる、いわゆる「読み過ぎの医療」へシフトしてしまい、過剰な介入につながり、患者さんの個体の特徴を見逃してしまいます。

　「X線写真から何を読み取るか」と題し、「**概論編1**（P.118～）」ではX線写真という誰もが手に入れることのできるツールで歯科医療を総論的視点からみる試みをしました。「**概論編2**（P.128～）」では総論に加え各論的な視点を織り交ぜて「時間診断」に迫ってみました。「**概論編3**（P.147～）」では歯周病という各論を「10枚のX線写真」を観察するという切り口で展開しました。いずれも「大所高所から考える」ことの必要性を述べたつもりですが、いくら「やさしい症例」「難しい症例」のふるい分けができたとしても未来は語れません。

　患者さんに未来を伝えるためには、1歯1歯の病態を正確に把握すること、病態を改善する治療技術を習得すること、治癒像のイメージをもつことが最終的なハードルになります（**図17**）。そのハードルを越えなければ「治ります」「治りません」といった未来は語れないはずです。そして、それらは圧倒的に歯科医療者側の問題であることを忘れてはいけません。

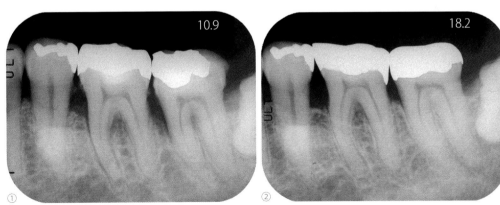

図17　治り方と治し方（患者：50～58歳，男性．喫煙→非喫煙）
　術者は治し方を習得するのに必死になるが，最終的な治癒像，すなわち，治り方のイメージがないと，患者には十分に情報伝達できない．初診時（①）の歯周病の状況から治癒像（②）のイメージをもっているだろうか？

参考文献
1）千葉英史．歯周病罹患歯の診査・診断 2-X線写真診査-．歯界展望．**91**（5）：1123-1136．1998．
2）立和名靖彦．デンタルX線写真の撮り方・読み方．日歯医師会誌．**55**（6）：55-56，515-526．2002．
3）千葉英史．歯周病患者の個体差 3-歯周組織の回復力 1-．歯界展望．**92**（3）：617-630．1998．
4）池田雅彦．"力"の顎口腔系への影響 I "力"への気づき．日本歯科評論．（645）：149-168．1996．

索引

【い】

インジケーター	124, 126, 140
囲繞性骨欠損	47
一次固定	106

【え】

エナメル質	2, 121
エナメル突起	32, 48, 76
エンド（根尖病変）由来の排膿路	16
エンド - ペリオ病変	17, 21, 22, 24, 26, 29, 135
エンド - ペリオ病変の分類	22
炎症のコントロール	37, 41, 61, 114, 157

【お】

オステオプラスティ	65
オドントプラスティ	65

【か】

下顎位のずれ	11
下顎根分岐部病変のパターン	78
患者さんの多様性	132
患者さんのブラッシング能力	78, 81
患者の個別性	11

【き】

規格性のある X 線写真	126
義歯	106, 109
喫煙者	60, 62, 76, 80, 154
急性炎症	57, 58, 101
矯正的歯牙移動	49
矯正的挺出	41

【く】

クレンチング	36, 60, 84
グラインディング	32

局所的に深い歯周ポケット 9, 17, 21

【け】

経過観察	130
現像処理	115, 121

【こ】

コントラストチェッカー	115
個人差	11
個体差	11, 122
口腔単位	149
咬合性因子	150, 154
咬合性外傷	9
咬合調整	89
咬耗	36, 76
骨縁下欠損の分類	38
骨レベル	93, 94
骨の修復	38, 42, 46, 113
骨のリスク	153
根尖病変	16
根分岐部病変	2, 65, 69, 77, 81, 85, 89, 93, 150

【し】

自然移動	50, 53, 54, 90
歯牙移動	49, 94, 97
歯間離開	112
歯根近接	109, 110
歯根破折	31, 33, 34, 136
歯根分割	77, 94

【す】

すり鉢状骨欠損	47, 53, 92
水平性骨吸収	150
垂直性骨欠損	2, 4, 36, 40, 44, 48, 52, 56, 112, 150
垂直性骨欠損の実態	42
垂直性骨欠損の分類	38
垂直性骨欠損への対応	46

歯根分割・分割抜根のパターン 86

歯根膜腔	2, 121
歯根膜腔の拡大	8, 28, 36, 148
歯周病のタイプ	150
歯髄	2, 121
歯槽硬線	2, 121, 148
歯槽骨梁	2, 121, 149
歯槽骨梁の不透過性	8, 20
歯内 - 歯周病変の分類	22
失活歯	8, 17, 21, 25
質の高い X 線写真	2, 5, 12, 121
重度歯周病	106
少数歯残存症例	110

【せ】

セメント質異形成症	18
正常な歯周組織	12
正放線投影	142

【そ】

象牙質	2, 121

【ち】

力のコントロール	24, 42, 61, 70, 90, 106, 154

力の問題

11, 53, 61, 62, 94, 113

【と】

樋状根	72
樋状根への補綴	74

【な】

治りにくそうな歯周組織	61
治りにくそうな歯周病	155
治りやすそうな歯周病	151
長い上皮性付着	37

【に】

二次カリエス	2, 100
二次固定	106, 110
二等分法	124, 140

【は】

歯の移動	11
抜根	105
抜歯	97

【ふ】

ファーケーションプラスティ	65
ブラキサー	60
ブラキシズム	11, 28, 155

【ふ】（続き）

ブラッシング	77, 97, 82, 109
ブリッジ	9, 48, 74
プラークコントロール	81, 129
プロービング	10
プロービング値	42, 55, 156
分割歯の補綴処置	82
分割抜根	81, 85

【へ】

偏心投影	125, 142

【ほ】

保存の限界	103
補綴精度	90
補綴設計	110, 137
補綴物の形態	82
補綴物の精度	78

【ま】

慢性疾患	10, 122, 129
慢性疾患の特徴	6

【み】

磨きやすい形態	30

【め】

メインテナンス	93, 119

【ゆ】

有髄歯	69, 89, 137

【り】

リスクファクター	154
隣接面コンタクト	2
臨床記録の意味	145

【欧文】

CT像	58
Lindhe & Nyman の分類	66
MTM	98
PD	55
PPD	55
Simon らの分類	22
SRP	15, 55, 101, 114
SRP の時期	54, 90
Tarnow & Fletcher の分類	70
X線写真の位置づけ	124
X線フィルムの位置づけ	141

【数字】

1壁性骨欠損	38
2壁性骨欠損	42
3壁性骨欠損	46
4壁性骨欠損	50, 54
10枚法	60, 125, 149

あとがき　Afterword

　「暗室に干してあるX線写真を患者のカルテに戻すこと」，そして「現像所から戻ってきた口腔内写真のスライドを患者ごとのファイルに戻すこと」．この2つが，卒直後の"彼"に与えられた日課だった．

　"彼"はこの単純作業に秘められた意味を理解することもなく，機械的にこなしていたが，年月が経つと，何年も積み重ねられたX線写真や口腔内写真は，「その人（患者）の過去を知りたい」という好奇心を芽生えさせた．

　この日課の目的は，先輩歯科医師の診断や治療方針の選択，治療経過，術後経過を知り，いわゆる疑似体験をすることによって，同じような症例に対する所作を身につけることであった．一方で，長期にわたる患者の基礎資料は，カリエスにしても，ペリオにしても，欠損歯列にしても，"進行が早い人""進行が遅い人"がいることを気づかせた．その経験は卒後2年目に，約1,000例のカルテをひっくり返し，隣接面カリエスのX線写真を観察することによる「カリエスの進行度のフィールド調査」につながった．たしかに，あっという間に抜髄に至る人もいれば，何年も病気が進行しない人もおり，学生時代に「早期発見・早期治療」を教え込まれた新米歯科医師にとって，"人によって病気の進行度が違う"という「患者の個体差」を知る機会となった．しかし，そのことは同時に"疾病の未来が読みにくい"という現実も突きつけ，早期発見・早期治療の裏側にある，病気を「見逃したときの後悔」と，小さなカリエス処置のときに感じる，もう少し待ってもよかったのではないかという「やり過ぎの後悔」が頭をもたげることになる．

　早期発見・早期治療が謳われてきた背景には，急性疾患制圧への長い歴史がある．「歯科疾患は慢性疾患である」といわれて久しいが，慢性という古風な言葉は若い歯科医師にはあまり浸透していないようだ．若い歯科医師だけでなく，"急性疾患モード"で教育を受けてきた人たちにも，「人によって治療の反応が違う」「治らないが進行は極めて遅い」「病気を抱えながらの経過観察」といったフレーズは理解しにくいのかもしれない．生死に関わる病気であれば多少の犠牲を払っても"やり過ぎ"とは思われず，"見逃し"は医療者としては致命的な問題になる．しかし，歯周病や欠損歯列は進行も遅く，命に関わることが少ないとなれば，「読み過ぎ」で攻めるのではなく，"迷ったら少し待とう"という「待つ医療」のスタンスも，選択肢の1つではないかと思いを巡らせるようになった．

　長い月日が過ぎ，"彼"は自らの歯科医師人生が「1枚のX線写真の整理」から始まったことを思い，規格性のあるX線写真を経時的に並べ，個体の変化を見逃さない眼を養うことが「慢性疾患である歯科疾患」への対応基盤であることを，次の世代の人たちに伝えておきたいと思ったに違いない．

【著者略歴】

鷹岡　竜一（たかおか　りゅういち）

1990年　日本大学歯学部卒業
1990年　鉄鋼ビル歯科（東京都千代田区）勤務．
　　　　宮地建夫先生に師事
1995年　鷹岡歯科医院（東京都港区）開業．現在に至る
2015年〜　日本歯科医師会雑誌 編集委員

スタディグループ火曜会，臨床歯科を語る会　所属

| X線写真クイズ ～1枚のデンタルから何を読み取るか？～ | ISBN978-4-263-46151-8 |

2019年 7月25日　第1版第1刷発行
2025年 5月10日　第1版第6刷発行

著　者　鷹　岡　竜　一
発行者　白　石　泰　夫
発行所　医歯薬出版株式会社

〒113-8612 東京都文京区本駒込1-7-10
TEL. (03)5395-7634(編集)・7630(販売)
FAX. (03)5395-7639(編集)・7633(販売)
https://www.ishiyaku.co.jp/
郵便振替番号 00190-5-13816

乱丁，落丁の際はお取り替えいたします　　印刷・三報社印刷／製本・愛千製本所
Ⓒ Ishiyaku Publishers, Inc., 2019. Printed in Japan

本書の複製権・翻訳権・翻案権・上映権・譲渡権・貸与権・公衆送信権（送信可能化権を含む）・口述権は，医歯薬出版(株)が保有します．
本書を無断で複製する行為（コピー，スキャン，デジタルデータ化など）は，「私的使用のための複製」などの著作権法上の限られた例外を除き禁じられています．また私的使用に該当する場合であっても，請負業者等の第三者に依頼し上記の行為を行うことは違法となります．

JCOPY ＜出版者著作権管理機構 委託出版物＞
本書をコピーやスキャン等により複製される場合は，そのつど事前に出版者著作権管理機構（電話 03-5244-5088, FAX 03-5244-5089, e-mail:info@jcopy.or.jp）の許諾を得てください．